智慧护理信息化实用指引

——中医院护理信息化建设案例分享

主编　任献青　刘　姝　张　永　徐明慧

河南科学技术出版社

·郑州·

图书在版编目（CIP）数据

智慧护理信息化实用指引 / 任献青等主编. —郑州：河南科学技术出版社，2023.9
ISBN 978-7-5725-1317-6

Ⅰ.①智…　Ⅱ.①任…　Ⅲ.①护理–信息化建设　Ⅳ.①R472-39

中国国家版本馆CIP数据核字（2023）第171739号

出版发行：河南科学技术出版社
　　　　　地址：郑州市郑东新区祥盛街27号　　邮编：450016
　　　　　电话：（0371）65788613　　65788629
　　　　　网址：www.hnstp.cn
策划编辑：高　杨
责任编辑：慕慧鸽
责任校对：董静云
封面设计：薛　莲
责任印制：张艳芳
印　　刷：河南新华印刷集团有限公司
经　　销：全国新华书店
开　　本：787 mm×1 092 mm　1/16　印张：12.75　字数：286 千字
版　　次：2023年9月第1版　　2023年9月第1次印刷
定　　价：59.00元

如发现印、装质量问题，影响阅读，请与出版社联系并调换。

本书编写人员名单

主　编　　任献青　　刘　姝　　张　永　　徐明慧

副主编　　杨艳明　　林志红　　秦阳阳　　刘　冉　　彭晓燕

编　委　　（按姓氏笔画排序）

王　蕾　　白彦慧　　朱容容　　任芬如　　刘杨春

刘艳萍　　刘粉玲　　刘梨花　　刘瑞雪　　祁　薇

李　贞　　李　妍　　李娅楠　　李曼曼　　李　想

李　磊　　吴　青　　张钰鑫　　张　琦　　陈银玲

罗慧敏　　胡　楠　　钟　远　　娄　岩　　袁　冬

贾长虹　　夏利敏　　徐　涛　　高艳丽　　郭　栋

唐荣欣　　陶晓歌　　黄书丽　　梁国玲　　董丹丹

董鹏永　　韩　敏　　樊丽萍　　暴晓蕊　　魏明杰

自　序

《"健康中国2030"规划纲要》指出，创新互联网健康医疗服务模式，持续推进覆盖全生命周期的预防、治疗、康复和自主健康管理一体化的国民健康信息服务。《全国护理事业发展规划（2021—2025年）》提出，着力加强护理信息化建设，利用信息化手段，创新护理服务模式，为患者提供便捷、高效的护理服务。建立基于临床需求的护理管理系统，可逐步实现护理管理的现代化、科学化、精细化，助推智慧护理事业高质量发展。

在此背景下，河南中医药大学第一附属医院（以下简称"我院"）作为国家中医药管理局国家中医药重点学科、国家中医重点专科建设单位，河南省第八批与第九批重点学科、河南省中医智慧护理工程研究中心、河南省中医医院护理质控中心、加拿大安大略省注册护士协会最佳实践指南应用中心建设单位，组建临床医疗专家、护理专家、信息建设专家、护理信息专员、软件工程师等多学科专家团队，深度对接国家战略、行业发展需求，以大数据和人工智能技术为支撑，以智能终端设备为载体，围绕临床护理、护理管理、智慧病房，研发"5321"智慧护理信息系统：以智慧临床为导向，构建结构化中医护理电子病历系统、移动护理信息系统、手术室信息管理系统、重症监护临床护理信息管理系统和消毒供应中心追溯管理信息系统五大智能临床应用信息系统；以智慧管理为落脚点，构建护理人力资源管理系统、护理质量控制系统、护理成本核算系统三大护理管理信息平台；以智慧辅助为核心，自主研发智能中医护理辅助决策支持系统和基于临床任务导向的智慧可视化系统两大辅助支持系统；系统间有机联动，协同驱动，为护理工作提供强大支持，助力医院数字化转型。

此次《智慧护理信息化实用指引——中医院护理信息化建设案例分享》的编写由我院组建的多学科专家团队共同完成。本书共有七章：第一章介绍护理信息化的相关概念，帮助读者建立对护理信息化的基本认知；第二章至第四章分别介绍了我院护理信息化系统的构建过程，深入剖析信息化系统在各个护理工作场景中的应用与发展；第五章至第七章介绍了信息化建设的前沿及发展方向，可帮助读者更好地把握信息化的最新动态。

本书可协助护理人员较为系统地学习信息化建设相关知识，了解信息时代护理实践所面临的新机遇、新挑战。希望本书能帮助更多的护理人员了解护理信息化发展的进程，提高自身信息素养，为全面建设健康中国，促进医院高质量发展做出应有的贡献。由于编写时间的限制，以及信息化建设仍在不断发展，本书内容仍有一定提升空间，敬请广大护理人员提出宝贵意见，以便今后修订和完善。

编　者

2023 年 9 月

目 录

第一章

护理信息管理概论

　　信息化给我国各行各业都带来了前所未有的发展，医院作为社会民生领域的重要组成部分，医院的信息化建设近年来也紧跟现代计算机技术、数字成像技术，以及物理学上的高科技技术等得到大力发展。信息化系统是医院建设公认的优选手段。护理信息化体系依托医院信息管理系统不断改进和完善，具有能够及时收集、快速处理及储存数据等优势，形成了现代化的护理工作和管理模式，已成为医院信息系统的关键环节。护理信息化体系的构建能够实现科学化利用护理人力资源，实现护理工作线上办公，对临床护理实践及管理工作起到了积极的推动作用。从总体上考虑，护理信息化建设需实现信息技术与医院护理工作的有机结合，将信息技术全面深入地应用到护理工作的各个领域、各个环节，协调相关各方，更要促进业务流程的规范，优化信息系统的整合和信息资源的综合利用。

第一节　护理信息学的定义与发展

一、护理信息学的定义

　　护理信息化是医院信息化的重要组成部分，简单来说就是利用现代网络技术、计算机技术、通信技术等，对护理工作进行信息化处理和应用的统称。护理信息化应根据需要广泛应用现代信息技术，有效开发利用信息资源，建设先进的信息基础设施，促进护理实践及管理水平的全面提升，全方位提高患者的满意度，并对院内信息进行高效传递。护理信息化已经成为医院可持续发展的必然选择，它对贯彻"以患者为中心"的护理理念，提高临床护理的质量和科学化水平起到了积极的推动作用，是护理信息学学科发展的方向。

护理信息学是一门集护理科学、计算机科学及信息科学的新兴交叉学科，用信息化的手段在整个护理业务范畴内管理临床业务数据、患者信息反馈、护理资产信息及其他相关内容，通过信息的采集和信息数据的获取、转换、传输、处理与控制的综合功能来帮助医生、护士、患者和其他保健服务人员决策，帮助护理人员提高对问题的分析能力，提高其研究能力和专业水平。

二、护理信息学的发展

（一）国外护理信息化建设历程

20世纪60年代初，美国一些大型医院将大型计算机应用于医院管理。20世纪70年代，美国、日本等发达国家纷纷开发和应用医院信息系统。20世纪80年代中期，大容量储存设备出现，信息系统建设费用大幅度下降，这促进了医院信息系统的开发和推广应用，出现了护理信息系统。随着信息技术的迅猛发展，护理信息化建设的不断深入，目前国外护理信息系统已相对完善，护理信息更加集成化发展，可实现护理各个方面的无缝衔接，保障护理行为安全。

（二）国内护理信息化建设历程

20世纪80年代初期，计算机开始进入我国护理领域，主要局限在单机运用，如门诊、住院患者费用管理等；80年代中期，部门级局域网环境下开发的护理信息系统（Nursing Information System，NIS）开始应用于管理系统，如住院患者管理等；90年代中后期，我国医院信息化进程大大加快。进入21世纪，我国医院的信息化建设紧跟国际发展步伐，开始研究和建立数字化医院，这一阶段主要以临床信息为核心，建立医生工作站和护士工作站，从以经济管理为中心的医院信息管理系统模式走向以患者为中心、以临床信息为主线的临床信息系统。

（三）护理信息发展的未来趋势

由于护理技术蓬勃发展，电脑、局域网络、互联网等已成为现代人不可或缺的工具。医疗机构对信息化的需求与日俱增，护理信息系统也就应运而生。护理信息化是护理事业发展的必然趋势，通过与临床路径相匹配的应用软件的不断升级和改进，利用护理信息化创建特色医疗护理服务体系，使护理工作更加系统化、信息化、规范化、科学化。护理信息化建设的不断发展为护理专业的发展指明了方向，也为未来更好地实现医院高水平、高效率的医疗服务提供了广阔前景。护理信息发展的未来趋势大致可分为下列几点。

1. 护理信息是护理工作重要的建设内容之一

护理过程与护理质量息息相关，而护理计划是护理工作的重点之一，目前，国内护理信息系统的护理计划部分尚未完全建立护理决策诊断知识库，而具有决策支持的护理信息系统是未来护理信息建设的发展趋势之一。

2. 建立护理临床路径

基于国家对电子病历评级的要求，结构化电子病历是必建项目。此外，要遵循疾病诊断相关分组（Diagnosis Related Groups，DRGs）下疾病的诊疗依据，护理工作则必须有一个常规可供遵循的护理临床路径，使得未来护理信息在医院经营管理中也有着举足轻重的作用，护理人员必须构建符合疾病的护理路径及健康教育系统。

电子病历的实施越来越广泛，信息安全和患者隐私问题也随之产生，护理人员在每日工作中都要接触患者的隐私信息并处理大量患者资料，所以护理人员必须具备信息安全意识，切实维护患者的隐私权利。在护理管理越来越精细化的情况下，医院对护理人员的管理也趋于无纸化、数字化，护理管理者通过良好的系统可以更加省时省力地了解护理人员的信息更新、排班情况，实现护理教育培训、护理质量管理等。因此，用好护理管理系统是精细化管理的必经之路。

第二节　护理信息应用规范与分类

一、护理信息的主要特征

1. 信息复杂

护理信息数据量大，量化性信息少，常因书写习惯不同，采用的语言不同，不同文种或几种文字混合，而具有复杂性。

2. 来源多样

护理信息可能由护理人员或者患者手动输入，也可能由护理信息系统从其他信息系统中获取。

3. 随机性大

在日常护理工作中，由于医院内突发事件难以预料，且选择性小，所以护理信息的产生、采集、处理随机性很大。

4. 关联性强

护理信息大多来源于相互作用的信息源，或是由若干相关信息变量构成的信息群。

5. 内容严谨

护理信息直接关系患者的健康，护理信息管理工作对护理信息的准确性、完整性、可靠性提出了非常高的要求。

二、护理信息应用规范

（一）临床护理信息系统

该系统是从医院信息系统（Hospital Information System，HIS）中延伸而来的独立系统，具有医嘱处理、文书记录、移动护理、远距离照护等功能。在临床工作中，护士使用该系统进行护理评估、护理诊断、护理计划与医嘱执行、文书书写等。由于信息化具有高效、安全、高质量的特点，因此临床护理信息系统的应用节省了大量的间接护理时间，并减少了护理安全（不良）事件的发生，保证了病历记录质量。

（二）护理行政管理系统

该系统能帮助护理管理者更高效地进行人力资源管理、培训教学管理、质量管理等，减轻了护理管理者的管理负担，为护理管理者的计划拟订、不良事件追踪、护理敏感质量指标数据收集、持续质量改进等提供依据。

（三）护理后勤支持系统

1. 护理物资管理系统

护理管理部门根据各种护理治疗工作量，计算出消耗的物资，同样可以查询某个时间段内明细物品的消耗情况，评估各护理单元的物资管理情况，促进增收节支，减少浪费。

2. 科室订单系统

临床科室通过网络提交所需的物品清单。物资采供中心接到信息后，按需求配备并发放物品，保证了物品的及时供应。医院应用该系统后，无须专人每天将各科室所需的物品录入计算机，不仅节约时间与人力，而且也保证物品的准确、及时供应。

三、护理信息化标准规范

护理信息化标准，可以解释为在护理工作中为获得最佳秩序，经研究制定并由公认机构批准，共同重复使用的护理信息化工作规范性文件。它包括业务标准、术语标准、文档标准、数据交换标准等。护理信息化标准的作用主要体现在对管理工作和技术文档等所有过程和结果的规范性表达上。

信息技术的发展要求必须进行信息标准化建设，包括术语的标准化、编码的标准化、接口的标准化等，它是信息共享的基础，是国家基础信息库建设的保证，更是我国在国际竞争中获取主动权的关键环节。如果没有信息的标准化，就会导致一个个信息孤岛的出现。

按护理工作的内容划分，护理科技信息和护理教育信息暂不列入技术标准，护理信息化标准的主要内容应包括护理业务信息标准和护理管理信息标准，标准的名称应指向明确、周全。标准适用于医院、医保机构、社区医疗机构和其他具备合法医疗职能的部门和单位。

实体信息系统通常包括护理管理信息系统、临床护理信息系统等，这是当前在医院信息化体系中较常见的护理信息化建设内容。相应的业务信息标准可以有：护理信息系统规范（基础类）、手术护理信息规范（专业类）、急诊护理信息规范（专业类）、电子病历规范、护士工作站信息规范等。

四、护理信息学分类系统

（一）国际护理实践分类系统

国际护理实践分类系统是由国际护士会（International Council of Nurses，ICN）开发的，其认为护理专业需要一种国际共通的语言。此分类系统是护理实践术语集，建立和描述护理工作的共同语言，可跨越国界、种族、情境和实践的限制，通过护理信息与医院信息系统的联机，提供患者需要的护理方向和资源分配，并促进护理研究的发展。其发展目的是用护理的专业语言叙述和记录临床护理实践，为临床护理决策提供科学基础；同时它本身作为一套护理专业语言和分类系统，也便于将护理资料纳入当今健康服务计算机化的信息系统。

（二）RCC——Read 临床分类

Read临床分类（Read Clinical Classification，RCC），计划覆盖医疗卫生领域的所有范围，使用5位字母或数字代码，每一个代码代表一个临床概念和相关的"首选术语"。每一个代码可以与多个日常用语中使用的同义词、首字母缩写词、人名、简缩词等连接起来，并且这些概念以分级的结构按顺序排列，每一层面的下一级表示更细分化的概念。

（三）奥马哈系统

奥马哈系统（Omaha System）是一个以研究为基础，综合的、标准化的护理实践分类系统。它由问题分类系统、处置干预系统和效果评价系统3个互为关联的子系统构成，其实施过程通常包括评估资料、陈述问题、确认健康问题的得分、护理计划及执行、护理过程中的评估、评价成果等6个环节。

第三节 护理信息系统的主要功能

护理信息系统是医院信息系统的一个分支，用于对护理信息的采集、存储、传输与处理，是信息系统在护理工作中的应用体现。它利用现代化的信息技术手段实现了对护理工作的可全员追踪、可全程追溯、可切实操作、可科学统计、可全面分析、可个体纠错等功能，极大地提高了护士的护理质量及工作效率。大数据时代下的护理信息系统是拥有高容量、高速数据的有计划、规范化、科学化的信息库，可以对临床护理工作进行分析、判断、决策的智能化处理。

一、基本功能

（1）通过医院局域网，从医院信息系统获取或查询患者的一般信息，以及其既往住院或就诊信息。

（2）实现对床位的管理，以及对病区一次性卫生材料消耗的管理。

（3）实现医嘱管理，包括医嘱的录入、审核、确认、打印、执行、查询等。

（4）实现费用管理，包括对医嘱的后台自动计费、患者费用查询、打印费用清单和欠费催缴单等。

（5）实现基本护理管理，包括护理诊断、护理记录单、护理计划、护理评估和专项评分、护理人员档案和护士排班的录入及打印，护理人员培训及考核，护理敏感质量指标、护理专项指标、护理安全（不良）事件等管理。

二、护理知识库和健康宣教功能

护理信息系统具有自身的知识库，可提供在线检索查询，使护理人员方便获取所需的知识；同时具有为各种疾病提供护理知识的功能，患者可在电脑终端查询，获取相关信息，护理人员亦可提供个性化"护理健康处方"。

随着信息化对社会的影响不断增大，以及社会对医疗服务需求的不断增加，人们对护理服务质量的要求也逐渐提高，护理信息化建设是医院临床护理工作适应社会发展的必经途径，也是护理学科发展的需要，护理与信息的结合也是护理人才培养的方向。通过医院信息化建设，护理人员能够真正做到"以患者为中心""把时间还给患者"，从而全方位地提高患者满意度，提高护理服务质量。

三、临床决策支持系统

临床决策支持系统（Clinical Decision Support System，CDSS）是信息化发展的高级阶段，也是信息系统和决策支持技术相融合的结果，是医学信息学的一个里程碑。CDSS是指任何旨在直接帮助临床决策的电子系统，它以构建的医学知识库、模型库、方法库和数据库为基础，利用数据挖掘技术和联机分析技术对临床数据进行综合分析处理，并输出决策结果。CDSS的"5个正确"框架指出，有效的CDSS应在正确的时间通过正确的渠道以正确的形式向正确的人提供正确的、以证据为基础的信息。

护理决策支持系统（Nursing Decision Support System，NDSS）出现于20世纪70年代，通过多模块的评估分析，旨在协助护士制订护理计划。NDSS的不断发展使其在实现变革和提高临床护理的质量方面有着广泛的应用，其提供的不仅仅是一个提醒或建议，而是包含各种工具，包括针对患者和医护人员的警报和提醒、临床指南、重点患者数据报告、文档模板、诊断支持和相关的参考信息等。近年来，CDSS的使用较NDSS更为成熟和广泛，已有不少研究设计了CDSS并测试其有效性，NDSS可向CDSS借鉴。

第二章

智慧护理信息化建设的背景及实践

第一节 医院信息化建设评价体系

2009年，我国深化医药卫生体制改革，提出了建立实用共享的医药信息系统，促进电子病历应用，是深化医药卫生体制改革的重要任务和发展支撑。在政府的投入、引导和推动下，以及医院内生需求的驱动下，医院信息化应用建设进入高速发展期，医院信息化在优化服务流程、提高运行效率、便民惠民应用上取得显著成效。但是如何对医院信息化建设做出评价也是目前需要关注的重点。目前，我国的医院信息化建设评价体系主要包括《国家医疗健康信息医院信息互联互通标准化成熟度测评方案（2020年版）》《电子病历系统应用水平分级评价管理办法（试行）》和《电子病历系统应用水平分级评价标准（试行）》。

一、医院信息互联互通标准化成熟度测评

我国目前开展的医院信息互联互通标准化成熟度测评是评估信息标准化和平台集成建设方面实现程度的主要手段之一。该测评是以卫生信息标准为核心，以信息技术为基础，以测评技术为手段，以实现信息共享为目的。测评指标包括数据资源标准化、互联互通标准化、基础设施建设和互联互通应用效果4个部分。测评结果分为7个等级，由低到高依次为一级、二级、三级、四级乙等、四级甲等、五级乙等、五级甲等，具体见表2-1。

表2-1 医院信息互联互通标准化成熟度分级方案

等级	分级要求
一级	部署医院信息管理系统，住院部分电子病历数据符合国家标准
二级	部署医院信息管理系统，门（急）诊部分电子病历数据符合国家标准
三级	实现电子病历数据整合； 建成独立的电子病历共享文档库，住院部分电子病历共享文档符合国家标准； 实现符合标准要求的文档注册、查询服务； 公众服务应用功能数量不少于3个； 连通的外部机构数量不少于3个
四级乙等	门（急）诊部分电子病历共享文档符合国家标准； 实现符合标准要求的个人、医疗卫生人员、医疗卫生机构注册、查询服务； 在医院信息整合的基础上，实现公众服务应用功能数量不少于11个、医疗服务应用功能数量不少于5个、卫生管理应用功能数量不少于10个； 连通的业务系统数量不少于15个； 连通的外部机构数量不少于3个
四级甲等	建成较完善的基于电子病历的医院信息平台； 建成基于平台的独立临床信息数据库； 基于平台实现符合标准要求的交互服务，增加对就诊、医嘱、申请单和部分状态信息交互服务的支持； 基于医院信息平台，实现公众服务应用功能数量不少于17个，医疗服务应用功能数量不少于14个、卫生管理应用功能数量不少于17个； 提供互联网诊疗服务，开始临床知识库建设，在卫生管理方面提供较为丰富的辅助决策支持； 连通的业务系统数量不少于31个； 连通的外部机构数量不少于5个
五级乙等	法定医学报告及健康体检部分共享文档符合国家标准； 增加对预约、术语、状态信息交互服务的支持； 平台实现院内术语和字典的统一，实现与上级平台基于共享文档形式的交互； 实现公众服务应用功能数量不少于27个、医疗服务应用功能数量不少于30个； 提供较为完善的互联网诊疗服务，初步实现基于平台的临床决策支持、闭环管理、大数据应用； 平台初步实现与上级信息平台的互联互通； 连通的外部机构数量不少于7个
五级甲等	通过医院信息平台能够与上级平台进行丰富的交互，实现医院与上级术语和字典的统一； 基于平台提供较为完善的临床决策支持、闭环管理，实现丰富的人工智能和大数据应用； 平台实现丰富的跨机构的业务协同和互联互通应用； 连通的外部机构数量不少于9个

二、 电子病历系统应用水平分级评价之护理信息化标准解读

推进医疗机构信息化建设是实现现代医院管理的重要手段，电子病历系统建设作为推进医院信息化建设的关键环节，越来越受到国家的重视。为持续推进以电子病历为核心的医疗机构信息化建设，国家卫生健康委员会（以下简称"国家卫健委"）发布了《电子病历系统应用水平分级评价管理办法（试行）》及《电子病历系统应用水平分级评价标准（试行）》。现就上述文件中与护理信息化相关的内容进行解读。

（一）评价目的

（1）全面评估各医疗机构现阶段电子病历系统应用所达到的水平，建立适合我国国情的电子病历系统应用水平评估和持续改进体系。

（2）使医疗机构明确电子病历系统各发展阶段应当实现的功能。为各医疗机构提供电子病历系统建设的发展指南，指导医疗机构科学、合理、有序地发展电子病历系统。

（3）引导电子病历系统开发厂商的系统开发朝着功能实用、信息共享、更趋智能化方向发展，使之成为医院提升医疗质量与安全的有力工具。

（二）评价对象

已实施以电子病历为核心医院信息化建设的各级各类医疗机构。

（三）评价分级

电子病历系统应用水平划分为9个等级。每一等级的标准包括电子病历各个局部系统的要求和对医疗机构整体电子病历系统的要求。

1. 0级：未形成电子病历系统

（1）局部要求：无。医疗过程中的信息由手工处理，未使用计算机系统。

（2）整体要求：全院范围内使用计算机系统进行信息处理的业务少于3个。

2. 1级：独立医疗信息系统建立

（1）局部要求：使用计算机系统处理医疗业务数据，所使用的软件系统可以是通用或专用软件，可以是单机版独立运行的系统。

（2）整体要求：住院医嘱、检查、住院药品的信息处理使用计算机系统，并能够通过移动存储设备、复制文件等方式将数据导出供后续应用处理。

3. 2级：医疗信息部门内部交换

（1）局部要求：在医疗业务部门建立了内部共享的信息处理系统，业务信息可以通过网络在部门内部共享并进行处理。

（2）整体要求：

1）住院、检查、检验、住院药品等至少3个以上部门的医疗信息能够通过联网的计算机完成本级局部要求的信息处理功能，但各部门之间未形成数据交换系统，或者部门间数据交换需要手工操作。

2）部门内有统一的医疗数据字典。

4. 3级：部门间数据交换

（1）局部要求：医疗业务部门间可通过网络传送数据，并采用任何方式（如界面集成、调用信息系统数据等）获得部门外数字化数据信息。本部门系统的数据可供其他部门共享。信息系统具有依据基础字典内容进行核对检查功能。

（2）整体要求：

1）实现医嘱、检查、检验、住院药品、门诊药品、护理至少两类医疗信息跨部门的数据共享。

2）有跨部门统一的医疗数据字典。

5. 4级：全院信息共享，初级医疗决策支持

（1）局部要求：通过数据接口方式实现所有系统（如医院信息系统、实验室信息系统等）的数据交换。住院系统具备提供至少1项基于基础字典与系统数据关联的检查功能。

（2）整体要求：

1）实现患者就医流程信息（包括用药、检查、检验、护理、治疗、手术等处理的信息）在全院范围内安全共享。

2）实现药品配伍、相互作用自动审核，合理用药监测等功能。

6. 5级：统一数据管理，中级医疗决策支持

（1）局部要求：各部门能够利用全院统一的集成信息和知识库，提供临床诊疗规范、合理用药、临床路径等统一的知识库，为本部门提供集成展示、决策支持的功能。

（2）整体要求：

1）全院各系统数据能够按统一的医疗数据管理机制进行信息集成，并提供跨部门集成展示工具。

2）具有完备的数据采集智能化工具，支持病历和报告等的结构化、智能化书写。

3）基于集成的患者信息，利用知识库实现决策支持服务，并能够为医疗管理和临床科研工作提供数据挖掘功能。

7. 6级：全流程医疗数据闭环管理，高级医疗决策支持

（1）局部要求：各个医疗业务项目均具备过程数据采集、记录与共享功能，能够展现全流程状态，能够依据知识库对本环节提供实时数据核查、提示与管控功能。

（2）整体要求：

1）在药疗、检查、检验、治疗、手术、输血、护理等环节实现全流程数据跟踪与闭环管理，并依据知识库实现全流程实时数据核查与管控。

2）形成全院级多维度医疗知识库体系（包括症状、体征、检查、检验、诊断、治疗、药物合理使用等相关联的医疗各阶段知识内容），能够提供高级别医疗决策支持。

8. 7级：医疗安全质量管控，区域医疗信息共享

（1）局部要求：全面利用医疗信息进行本部门医疗安全与质量管控。能够共享本医疗机构外的患者医疗信息，进行诊疗联动。

（2）整体要求：

1）医疗质量与效率监控数据来自日常医疗信息系统，重点包括：医院感染、不良事件、手术等方面安全质量指标，医疗日常运行效率指标，并具有及时的报警、通知、通报体系，能够提供智能化感知与分析工具。

2）能够将患者病情、检查检验、治疗等信息与外部医疗机构进行双向交换。患者识别、信息安全等问题在信息交换中已解决，能够利用院内外医疗信息进行联动诊疗活动。

3）患者可通过互联网查询自己的检查、检验结果，获得用药说明等信息。

9. 8级：健康信息整合，医疗安全质量持续提升

（1）局部要求：整合跨机构的医疗、健康记录、体征检测、随访信息用于本部门医疗活动。掌握区域内与本部门相关的医疗质量信息，并用于本部门医疗安全与质量的持续改进。

（2）整体要求：

1）全面整合医疗、公共卫生、健康监测等信息，完成整合型医疗服务。

2）对比应用区域医疗质量指标，持续监测与管理本医疗机构的医疗安全与质量水平，不断进行改进。

（四）评价方法

采用定量评分、整体分级的方法，综合评价医疗机构电子病历系统局部功能情况与整体应用水平。对电子病历系统应用水平分级主要评价四个方面：电子病

历系统所具备的功能；系统有效应用的范围；电子病历应用的技术基础环境；电子病历系统的数据质量。

1. 局部应用情况评价

局部功能评价是针对医疗机构中各个环节的医疗业务信息系统情况进行的评估。

（1）评价项目：根据《电子病历系统功能规范（试行）》《电子病历应用管理规范（试行）》等规范性文件，确定了医疗工作流程中的10个角色、39个评价项目，其中病房护士这一角色对应3个评价项目，对应项目序号7、8、9。本文将护士角色所对应的评价项目进行展示，具体见表2-2。

表2-2　电子病历系统应用水平分级评价项目（护理相关部分）

项目序号	工作角色	评价项目	有效应用评价指标	数据质量评价指标
7		患者管理与评估	按出院患者人次比例计算	按护理评估记录，患者流转管理数据一致性、完整性、整合性、及时性的比例系数计算
8	病房护士	医嘱执行	按医嘱比例计算（包括药品和检验医嘱）	按医嘱执行记录数据中符合一致性、完整性、整合性、及时性要求数据的比例系数计算
9		护理记录	按出院患者人次比例计算	按危重患者护理记录，医嘱执行记录数据中符合一致性、完整性、整合性、及时性要求数据的比例系数计算

（2）局部应用情况评价方法：就39个评价项目分别对电子病历系统功能、有效应用、数据质量3个方面进行评分，将3个得分相乘，得到此评价项目的综合评分。即

单个项目综合评分=功能评分×有效应用评分×数据质量评分。

各项目实际评分相加，即为该医疗机构电子病历系统评价总分。

1）电子病历系统功能评分。对39个评价项目均按照电子病历应用水平0~8等级对应的系统局部要求，确定每一个评价项目对应等级的功能要求与评价内容（评为某一级别必须达到前几级别相应的要求）。根据各医疗机构电子病历系统相应评价项目达到的功能状态，确定该评价项目的得分。

2）电子病历系统有效应用评分。按照每个评价项目的具体评价内容，分别计算该项目在医疗机构内的实际应用比例，所得比值即为得分，精确到小数点后两位。

3）电子病历系统数据质量评分。按照每个评分项目中列出的数据质量评价内

容，分别评价该项目相关评价数据的质量指数，所得指数为0~1之间的数值，精确到小数点后两位。

在考察某个级别的数据质量时，以本级别的数据质量指数为计算综合评分的依据。但在评价本级数据前应先评估该项目前级别的数据质量是否均符合要求，即前级别的数据质量指数均不得低于0.5。

数据质量评分主要考察数据质量的四个方面：

a. 数据标准化与一致性：考察对应评价项目中关键数据项内容与字典数据内容的一致性。

以数据字典项目为基准内容值，考察实际数据记录中与基准一致内容所占的比例。

一致性系数=数据记录对应的项目中与字典内容一致的记录数/数据记录项的总记录数。

b. 数据完整性：考察对应项目中必填项数据的完整情况、常用项数据的完整情况。必填项是记录电子病历数据时必须有的内容。常用项是电子病历记录用于临床决策支持、质量管理应用时所需要的内容。

以评价项目列出的具体项目清单为基准，考察项目清单所列实际数据记录中项目内容完整（或内容超过合理字符）所占的比例。

完整性系数=项目内容完整（或内容效果合理字符）记录数/项目总记录数。

对于结构化数据，直接用数据项目的内容进行判断；对于文件数据，可使用文件内容字符数、特定的结构化标记要求内容进行判断。

c. 数据整合性能：考察对应项目中的关键项数据与相关项目（或系统）对应项目可否对照或关联。

按照列出的两个对应考察项目相关的数据记录中匹配对照项的一致性或可对照性，需要从两个层次评估：是否有对照项；对照项目数据的一致性。

数据整合性系数=对照项可匹配数/项目总记录数。

空值（或空格值）作为不可匹配项处理。

d. 数据及时性：考察对应项目中时间相关项完整性、逻辑合理性。

根据列出时间项目清单内容进行判断，主要看时间项是否有数值，其内容是否符合时间顺序关系。

数据及时性系数=数据记录内容符合逻辑关系时间项数量/考察记录时间项目总数量。

针对每个项目，列出进行考察的时间项目清单以及这些项目之间的时间顺序、时间间隔等逻辑关系说明。

2. 整体应用水平评价

整体应用水平评价是针对医疗机构电子病历整体应用情况的评估。整体应用水平主要根据局部功能评价的39个项目评价结果汇总产生医院的整体电子病历应用水平评价，具体方法是按照总分、基本项目完成情况、选择项目完成情况获得对医疗机构整体的电子病历应用水平评价结果。电子病历系统的整体应用水平按照9个等级（0~8级）进行评价，各个等级与"（三）评价分级"中的要求相对应。当医疗机构的局部评价结果同时满足"电子病历系统整体应用水平分级评价基本要求"所列表中对应某个级别的总分、基本项目、选择项目的要求时，才可以评价医疗机构电子病历应用水平整体达到这个等级，具体定义如下：

（1）电子病历系统评价总分：评价总分即局部评价时各个项目评分的总和，是反映医疗机构电子病历整体应用情况的量化指标。评价总分不应低于该级别要求的最低总分标准。例如，医疗机构电子病历系统要评价为第3级水平，则医疗机构电子病历系统评价总分不得少于85分。

（2）基本项目完成情况：基本项目是电子病历系统中的关键功能，"电子病历系统应用水平分级评分标准"中列出的各个级别的基本项是医疗机构整体达到该级别所必须实现的功能，且每个基本项目的有效应用范围必须达到80%以上，数据质量指数在0.5以上。例如，医疗机构电子病历系统达到第3级，则电子病历系统中列为第3等级的14个基本项目必须达到或超过第3级的功能，且每个基本项目的评分均必须超过 $3 \times 0.8 \times 0.5 = 1.2$（分）。

（3）选择项目完成情况：考察选择项的目的是保证医疗机构中局部达标的项目数（基本项+选择项）整体上不低于全部项目的2/3。选择项目的有效应用范围不应低于50%，数据质量指数在0.5以上。例如，医疗机构电子病历系统达到第3级，则电子病历系统必须在第3等级25个选择项目中，至少有12个选择项目达到或超过3级，且这12个选择项目评分均必须超过 $3 \times 0.5 \times 0.5 = 0.75$（分）。

（五）评价标准（护理相关）

本书仅展示与护理相关的具体评价内容，其他评价内容参见《电子病历系统应用水平分级评价标准（试行）》原文。

第二节 护理信息化的发展概况与展望

一、护理信息化的发展背景

NIS建设是医院信息化建设的重要组成部分。近年来，医院局域网与广域网的连接加速了护理信息共享，也为护理信息化提供了广阔的空间。NIS的应用和发展，给护理工作带来了全新的理念，护理管理逐步走向规范化、科学化、信息化，实现了护理工作流程最优化，使临床工作达到无纸化、无线化和自动化，提高了护理工作的质量和效率。加强临床护理信息系统的开发与应用，是护理工作信息化建设的重要内容。

我国临床护理信息化建设开始于20世纪90年代，90年代初期，护理信息组成立，这是我国护理信息化建设迈出的第一步。到了21世纪，临床护理信息化在理论与实践建设中进入快速发展期。该阶段临床护理信息化程度大幅提升，临床护理信息系统的构建与完善成为医疗体系改革的主要内容。到2007年，我国一半以上的医院已经构建起完善的临床护理信息系统，护理专业工作者也进行了临床护理信息技术的深入研究和探讨，一系列的研究成果为临床护理信息化建设提供了指导。从国际上看，我国临床护理信息化建设虽然稳步推进，但与发达国家依然存在较大差距。

2021年9月，国家卫健委、国家中医药管理局联合印发《关于印发公立医院高质量发展促进行动（2021—2025年）的通知》（国卫医发〔2021〕27号），提出将信息化作为医院基本建设的优先领域，建设电子病历、智慧服务、智慧管理"三位一体"的智慧医院信息系统，完善智慧医院分级评估顶层设计。到2022年，全国二级和三级公立医院电子病历应用水平平均级别分别达到3级和4级，智慧服务平均级别力争达到2级和3级，智慧管理平均级别力争达到1级和2级，能够支撑线上线下一体化的医疗服务新模式。到2025年，建成一批发挥示范引领作用的智慧医院，线上线下一体化医疗服务模式形成，医疗服务区域均衡性进一步增强。因此，为保证我国以电子病历为核心的医院信息化建设工作顺利开展，我们应逐步建立适应我国国情的电子病历系统应用水平评估和持续改进体系。

二、护理信息化的发展现状

（一）护理信息设备方面

随着三级公立医院电子病历应用水平评价标准的发布，医院陆续建立了"以患者为中心"的移动护理信息系统，以质量和安全为核心，利用物联网技术，实现多系统互联互通，避免基本信息的重复录入，同时实现检查、检验结果的共用、共享，将移动终端（Personal Digital Assistant， PDA）或移动查房车用于临床，实现了护士在患者床旁进行身份识别、医嘱执行、文书录入、信息查看等操作，逐步向"全员追踪、全程追溯、切实操作、个体纠正、科学统计、全面分析"的全面质量管理的目标迈进。

（二）临床护理决策支持系统

临床护理决策支持系统（Clinical Nursing Decision Support System，CNDSS）起步较晚，21世纪初国内护理信息系统才开始发展，研究显示临床护理决策支持系统在临床护理领域的优势明显。目前，国内CNDSS主要用于单个护理领域，如压疮分期评估、低血糖管理、疼痛评估、围产期预警系统、合理用药、输血管理、系统辅助护士照顾患者、机械通气患者的护理等。CNDSS用于护理实践过程中的护理评估、护理诊断、护理计划制订、智能提醒与警告、智能交班、病历质控、智能随访及护理管理等方面。

（三）护理信息标准化建设方面

护理信息标准化的制定是一项艰难的挑战，需要更多的信息护士投入这项工作当中，致力于制定国家卫生数据标准、护理术语标准、护理信息学核心能力标准等，为护理信息学的发展提供基础支持。专业术语标准化是实现资源共享、发挥大数据效益和作用的基础。目前，我国现有的信息化建设缺乏统一的标准来进行电子病历和临床护理实践的记录，尚未形成统一的护理信息标准体系，这限制了医院与医院之间、我国与其他国家之间护理信息的交流与资源共享。

（四）护士信息化胜任力方面

提高护士护理信息胜任力可以提高护理文书的准确性和完整性、改进临床护理流程，进而提升护理质量。但大多数临床护理工作者没有经过系统的护理信息课程培训，护理信息能力比较薄弱，导致其在临床工作中无法与信息人员进行有效沟通，进而影响对现有护理信息系统的改造升级，使各医院间护理信息系统发展程度不统一，造成资源浪费。

（五）信息安全方面

医疗信息是高度敏感的、涉及个人隐私的健康数据，一旦发生泄露，将造成严重的后果。在数据的存储、分析和应用过程中，数据泄露都有可能发生，给医院的形象带来很大影响。目前的法律体系尚不能很明确地界定健康数据的权属。

三、护理信息的未来展望

（一）充分利用和挖掘现代化技术

随着医疗机构护理信息化建设的推进、护理信息技术的发展，信息产品开发愈发成熟，移动护理信息系统将护士工作站向患者床旁拓展和延伸。少数医院实现了对患者信息的动态采集，还有具备自动传输功能的体温计、血压计、血氧饱和度探测仪等工具，可与护理信息系统进行良好对接，这些充分体现了信息技术优质高效的特性。护理信息化使护理工作逐步摆脱了烦琐、低效的工作模式，体现了信息化时代护理管理的新思路和新理念，是未来医院护理工作的发展方向。因此，各级管理者要有强烈的信息意识，充分利用和挖掘现代化技术，注重信息的收集、整理和利用，用采集到的数据综合起来分析具体的问题和辅助决策，使患者和医院真正从护理信息化建设中得到实惠。

（二）建设系统的、标准化的 CNDSS

护理过程与护理质量息息相关，而护理计划是护理工作的重点之一。CNDSS可将数据转化为信息，将信息转化为知识，辅助临床护士进行决策，提升护士对基于证据的指南的依从性。研究显示，临床护理决策支持系统可提升医护人员的疾病相关知识、减少不良临床结局的发生、减轻患者及其照护者的压力，可以有效地帮助护理人员整合与利用数据，提高护理记录的准确性和全面性，增强护士决策自主权、规范实践行为、提升护理质量专业满意度和职业归属感。加快护理信息化建设，结合本国国情建设系统的、标准化的CNDSS，为患者提供高质量的服务是我国护理信息化发展的方向。

（三）构建标准化护理信息系统

标准的制定很重要，应有更多的信息护士致力于制定国家卫生数据标准、护理术语标准、护理信息学核心能力标准等，为护理信息学的发展提供基础支持。

（四）提升护士护理信息胜任力

从加强信息管理顶层设计的高度出发，培养具备创新实践能力的高层次综合护理信息护士，将护理专业和信息技术深度融合，打破与信息工程师的沟通壁垒，研发出临床护士真正接受的、可切实提高其工作效率的护理信息系统。

（五）完善护理信息化方面的法律法规

在护理信息化的发展过程中要完善相关法律法规，加强监管，要有效地提高相关管理人员的职业道德，制定相关的规章制度，防止患者隐私被泄露，提高系统的安全性。

综上所述，信息化发展可有效促进护理领域信息化、智能化发展。如何积极应对挑战、顺应时代发展，抓住机遇，让机遇与挑战并存，提升护理科学水平；如何解决护理信息建设发展过程中的问题；如何充分利用现代化技术；如何建设系统的、标准化的CNDSS；如何构建标准化护理信息系统；如何提升护士护理信息胜任力；如何完善护理信息化方面的法律法规，实现护理信息数据的安全、高效管理和利用，这些都是护理信息学科发展需要进一步探讨和研究的课题。

第三节 临床护理信息系统的建设与实践

一、住院护士工作站系统

医院信息系统是计算机技术对医院管理、临床医学、医院信息管理长期影响、渗透及相结合的产物。住院护士工作站系统作为重要组成部分，它不仅要接收来自住院医生工作站的信息，还要处理出入院管理系统和各护士工作站之间的信息，它是住院医生工作站与药房、医技科室、手术室等有关科室之间的桥梁，针对医生开具的医嘱进行分类和执行，对各种数据进行收集、整理和记录，协助病房护士完成住院患者的日常护理工作。医院信息系统中的模块设计，规范了护理工作流程及模式，完善了护理工作制度，改进了医疗管理秩序，改善了患者就医体验。住院护士工作站包含床位管理、诊疗管理、执行管理、药品管理、费用管理、查询统计、出院管理、消息提醒、全息视图、国家医疗保障疾病诊断相关分组（China Healthcare Security Diagnosis Related Groups，CHS-DRG）、HIS集成平台等11个模块（图2-1）。

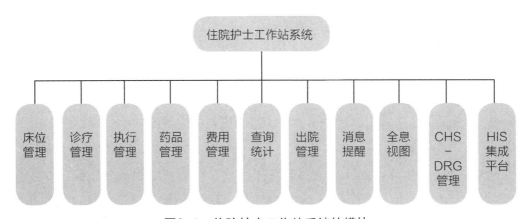

图2-1 住院护士工作站系统的模块

（一）床位管理

住院患者床位一览模块（图2-2）包含3个区，等候区、转出区及住院患者电子床位图区。待入科、待转入患者均在科室等候区显示。待出院、待转出的患者均在科室转出区显示。住院患者电子床位图区一般包含床位使用信息、患者基本信息、护理级别、在院人数等信息，并具备床位分配的功能。住院护士工作站中的床位管理浏览图，利用信息化直观显示病区床位情况，如患者的姓名、性别、年龄、诊断等基本信息，并能根据当前医嘱状态识别、更新患者床号、护理级别等信息。电子床位图通常采用不同颜色区分不同性别的患者，如男性患者用蓝色、女性患者用粉色、空床用白色；不同标识区分新入院、出院、临床路径、过敏、隔离、护理级别、费用等；可设置新开医嘱提醒、危急值提醒等功能，并有条件搜索框，可快速搜索符合预设信息的患者。

（二）诊疗管理

诊疗管理模块包含3个区：患者列表区、医嘱显示区、开具护嘱区。患者列表区显示在院患者和7天内出院患者；医嘱显示区可直观看到医嘱范围、分类等，可按照需求进行条件检索，护士可对存在问题的医嘱进行撤销处理，医生重新更改后再处理，并可在护嘱录入区录入护嘱。

（三）执行管理

护士执行管理模块包含2个区，患者列表区和患者一体化管理区。患者一体化管理区包含需处理医嘱、输液单、注射单、皮试单、处置治疗单、药品发放、中草药单、输血单、检验单、检查单、巡视单等业务。需处理医嘱内显示病区待处理的各类医嘱，护士处理后，各业务区会提示打印相应的条码、单据，并执行医嘱。

（四）药品管理

药品审核管理模块包含患者列表、药品查询、明细查询3个区，药品类经医嘱处理后，需经过药品审核，药房方可发放，欠费的均不能通过药品审核。药品的长期医嘱和临时医嘱自动生成摆药清单，提供发药汇总、明细查询、发药人及发药时间等信息。

（五）费用管理

费用管理模块包含病区患者医嘱费用查询、病区日清单明细、患者科室费用查询、押金催款单等项目，护士可查询、打印患者相应费用清单。

（六）查询统计

查询统计模块可查询、统计科室费用占比、危急值、出入转（病区）、住院证查询、护理工作量统计表、中医护理操作项目统计表、各种管理使用统计表（图2-3）。

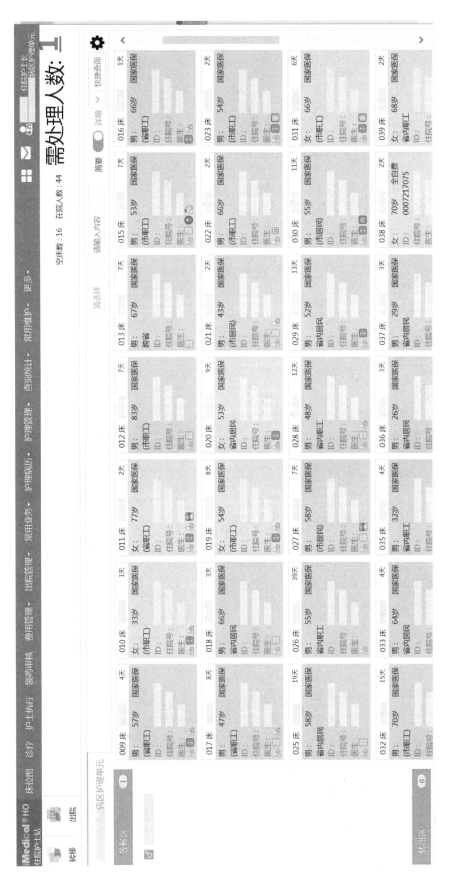

图2-2 住院患者床位一览模块

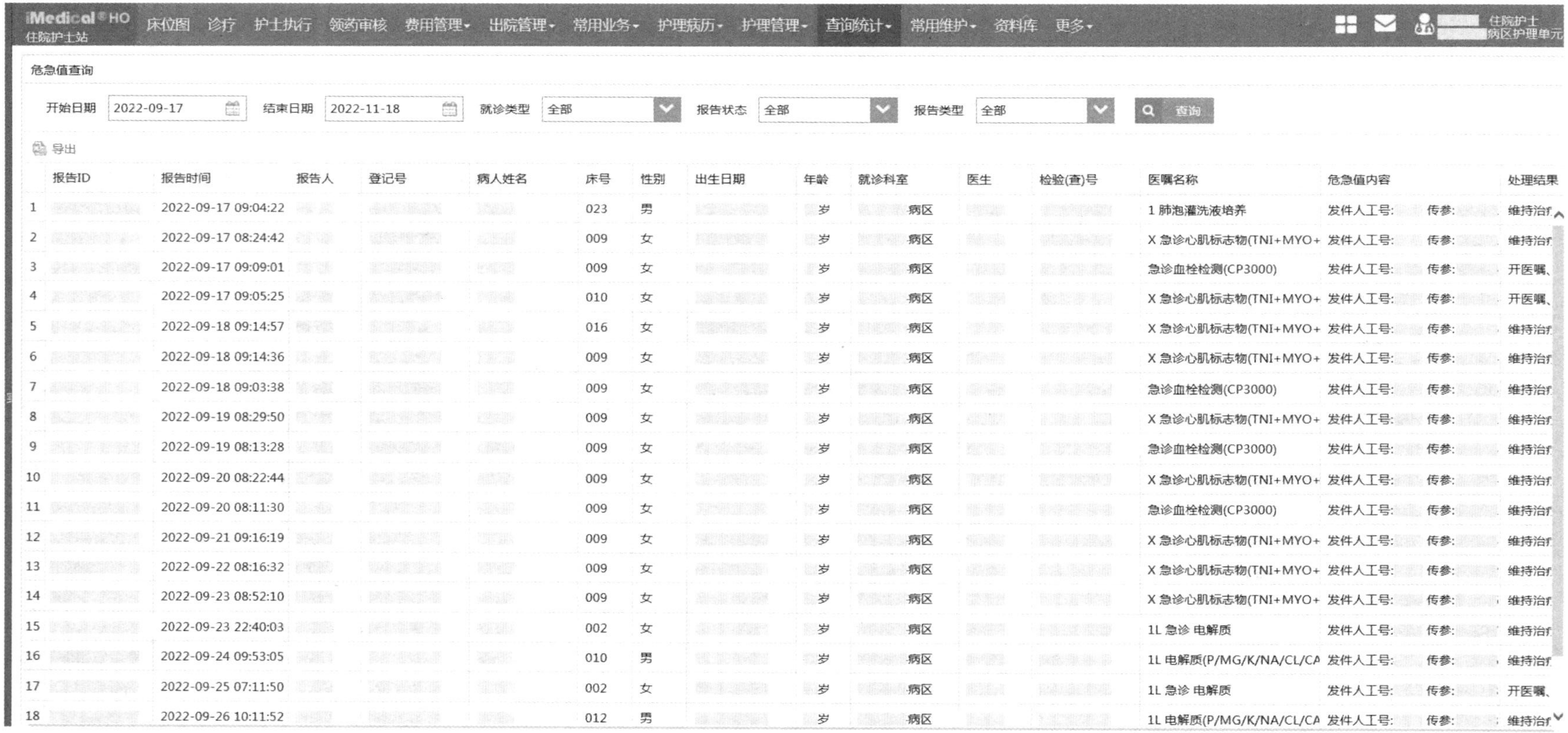

iMedical®HO

住院护士站

报告ID	报告时间	报告人	登记号	病人姓名	床号	性别	出生日期	年龄	就诊科室	医生	检验单号	医嘱名称	危急值内容	处理结果
1	2022-09-17 09:04:22				023	男		岁	病区			1 肺泡灌洗液培养	发件人工号： 传参：	维持治疗
2	2022-09-17 08:24:42				009	女		岁	病区			X 急诊心肌标志物(TNI+MYO)	发件人工号： 传参：	维持治疗
3	2022-09-17 09:09:01				009	女		岁	病区			急诊血检检测(CP3000)	发件人工号： 传参：	开医嘱
4	2022-09-17 09:05:25				010	女		岁	病区			X 急诊心肌标志物(TNI+MYO)	发件人工号： 传参：	开医嘱
5	2022-09-18 09:14:36				016	女		岁	病区			X 急诊心肌标志物(TNI+MYO)	发件人工号： 传参：	维持治疗
6	2022-09-18 09:03:38				009	女		岁	病区			X 急诊心肌标志物(TNI+MYO)	发件人工号： 传参：	维持治疗
7	2022-09-18 09:29:50				009	女		岁	病区			急诊血检检测(CP3000)	发件人工号： 传参：	维持治疗
8	2022-09-19 08:29:50				009	女		岁	病区			X 急诊心肌标志物(TNI+MYO)	发件人工号： 传参：	维持治疗
9	2022-09-19 08:13:28				009	女		岁	病区			急诊血检检测(CP3000)	发件人工号： 传参：	维持治疗
10	2022-09-20 08:22:44				009	女		岁	病区			X 急诊心肌标志物(TNI+MYO)	发件人工号： 传参：	维持治疗
11	2022-09-20 08:11:30				009	女		岁	病区			急诊血检检测(CP3000)	发件人工号： 传参：	维持治疗
12	2022-09-21 09:16:19				009	女		岁	病区			X 急诊心肌标志物(TNI+MYO)	发件人工号： 传参：	维持治疗
13	2022-09-22 08:16:32				009	女		岁	病区			X 急诊心肌标志物(TNI+MYO)	发件人工号： 传参：	维持治疗
14	2022-09-23 08:52:10				009	女		岁	病区			X 急诊心肌标志物(TNI+MYO)	发件人工号： 传参：	维持治疗
15	2022-09-23 22:40:03				002	女		岁	病区			11 急诊 电解质	发件人工号： 传参：	维持治疗
16	2022-09-24 09:53:05				010	男		岁	病区			11 电解质(P/MG/K/NA/CL/CA)	发件人工号： 传参：	维持治疗
17	2022-09-25 07:11:50				002	女		岁	病区			11 急诊 电解质	发件人工号： 传参：	开医嘱
18	2022-09-26 10:11:52				012	男		岁	病区			11 电解质(P/MG/K/NA/CL/CA)	发件人工号： 传参：	维持治疗

图2-3 查询统计（危急值）截图

（七）出院管理

出院管理模块包含3项业务：需关注医嘱、出院费用调整、结束费用调整。护士可查询患者出院当天未停医嘱、未执行医嘱等，对医生进行提醒。针对出院后有疑问的费用，可在出院费用调整里进行调整，调整完毕后进入结束费用调整，操作完成。

（八）消息提醒

将取血通知、危急值、会诊、手术、问题标本退回等关键节点置入信息提醒功能中。当出现以上关键环节时，护士终端可自动接收到相应的弹框和声音提醒。

（九）全息视图

全息视图模块是基于集成平台建立的临床数据中心，主要功能是对患者基本信息、患者诊疗信息、患者临床信息等在数据中心进行统一浏览和展示，是对患者全生命周期、疾病和健康数据的全景展示。如图2-4所示，全息视图模块包含了患者的诊断信息、医嘱信息、检查结果、检验结果、文档浏览、用药清单、电子病历浏览、手术麻醉文书浏览、护理病历浏览等信息。

（十）CHS-DRG管理

参照国家医保局针对CHS-DRG的分组、付费技术和制定的技术规范，以系统为支撑，实现过程把控，建立以患者为中心的医保支付方式，优化临床路径、规范诊疗行为、提高服务效率（图2-5）。

（十一）HIS集成平台

在HIS的基础上，通过接口模式，实现了护理文书系统（Electronic Medical Record System，EMRS）、实验室信息系统（Laboratory Information System，LIS）、医学影像存储与传输系统（Picture Archiving and Communication System，PACS）、护理管理信息平台、消毒供应中心（Central Sterile Supply Department，CSSD）等五大系统之间的互联互通，避免多个应用程序（App）重复登录及基本信息的重复录入，同时实现检查、检验结果的共用、共享，如危急值的闭环管理：当LIS识别危急值，HIS医生工作站和护士工作站的消息盒子均弹出相应的危急值提醒框，医生工作站和护士工作站处理后会显示，发送科室、发送工作人员、危急值项目、处理措施、处理医生和护士工号姓名，EMRS系统提示填写危急值处理记录。

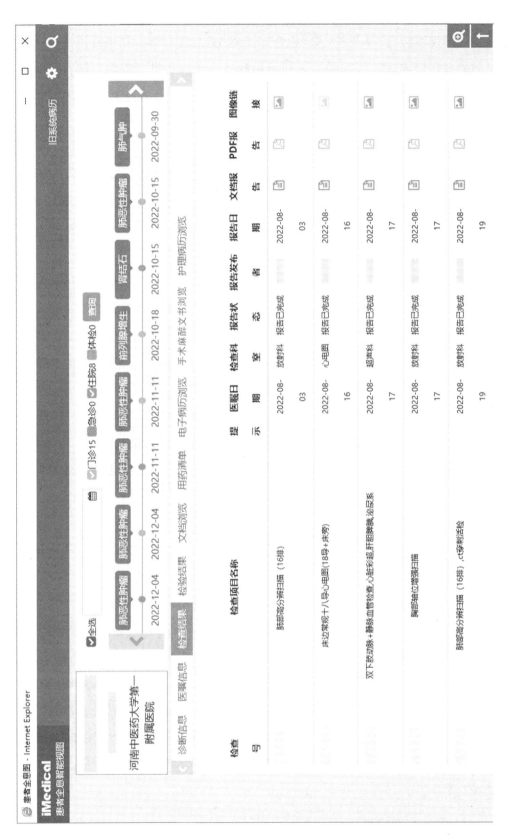

图2-4 全息视图模块

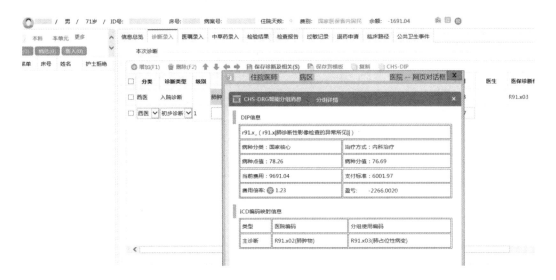

图2-5　国家医疗保障疾病诊断相关分组参考图

二、移动护理信息系统

移动护理信息系统（Mobile Nursing Information System，MNIS）是使用PDA，以HIS为基础，借助先进的无线局域网技术，实现护士工作站向患者床旁的延伸，进一步实现护理工作的移动化、实时化、条码化。移动护理信息系统跨越空间限制，可随时随地智能识别患者身份，具有床旁查询、医嘱执行、护理文书记录、病房巡视、查询统计、待办事项、陪护管理等七大功能模块（图2-6），可提高临床护士的工作效率，提升护理的工作质量，保障患者的安全。

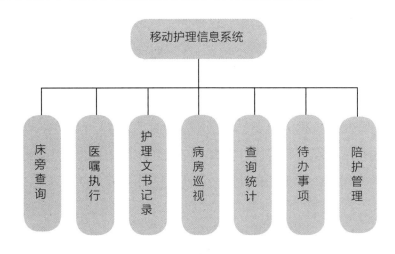

图2-6　移动护理信息系统主要模块

（一）床旁查询

住院患者一览界面可实时查看护士所在病区的患者对应的床位列表，提供直观的患者基本信息，显示跌倒、烫伤、过敏、欠费等标识，可查询患者医嘱、费用、住院病历、护理计划、采样查询、检查结果、护理病历、手术、检验结果、巡视记录等内容。

（二）医嘱执行

护士需处理的医嘱均在医嘱执行分类中显示，包括静脉输液、静脉注射、发药、皮试、处置治疗、输血等类别，通过PDA扫描患者腕带条码信息、瓶签及其他条码信息即可进行自动核对，当信息核对异常时，通过特殊预警进行提示，以杜绝给药错误等不良事件的发生，保障正确的人员在正确的时间得到正确的医疗照护。

1. 静脉输液

护士在为患者输液、更换液体时，先扫描患者腕带上的条码信息，扫描确认后，PDA自动显示患者当天所输液体列表，再扫描输液袋上的条码信息，两者匹配，即可执行。若在执行过程中出现了医嘱信息与患者身份不符的情况，PDA会发出由弱到强的报警音，同时在屏幕上弹框提醒"请您再次核对"。

2. PDA扫码核对

护士发放口服药时，使用PDA扫描患者腕带与药品包装袋上的医嘱／处方条码信息，两者匹配，即可执行。

3. 病区检验

PDA会实时显示需备管、待核对等检验医嘱项目，扫码即可实现自动核查和记录，从源头上减少了标本错采、漏采事件的发生。使用PDA可以使护士直接在床旁查询、检验医嘱状态，扫描检验医嘱码，扫描患者腕带，两者匹配，即可执行。

（三）护理文书记录

通过PDA实现患者体征信息的床旁实时采集，系统联动生成体温单。体征信息输入具有智能提示、输入引导、信息纠错的双重质控手段，进一步保证数据的准确性。通过PDA实现床旁评估、宣教、记录和转运交接，指引护士根据患者辨证分型和症状，制订个性化护理计划，增进护士和患者之间的沟通交流，减少差错事件。

（四）病房巡视

通过PDA扫描患者床位卡，系统即可智能展示患者现有风险标识、导管状态和巡视状态等信息，根据护理级别医嘱定时提醒护士进行病房巡视，提醒护士重点关注存在高风险、留置管路的患者状态，保障患者的安全。

1. 输液巡视

通过PDA实现输液巡视记录的操作。

2. 级别巡视

通过PDA实现护士按级别巡查患者情况并记录的操作。如特级护理24小时专人负责；一级护理每小时巡视1次；二级护理每2小时巡视一次；三级护理每3小时巡视一次等。

3. 病室巡视

该模块为护士巡查患者的操作记录，护士应对病室情况和有病情变化的患者随时巡查，观察病室环境安全情况和患者病情变化，及时发现并解决问题。

（五）查询统计

PDA查询统计包括业务有医嘱PDA执行率、护理计划单使用率、护理工作量统计和病区事务统计。支持实时查看PDA医嘱执行情况和护理计划使用情况，查询、统计护士每日工作量情况，为绩效分配提供数据支撑。病区事务统计可显示当日患者、出院、入院、转入、病危、病重、各护理级别、发热等人数，帮助护士实时查看病区患者动态，随时了解护理事务。

（六）待办事项

待办事项显示病区汇总的待执行医嘱、待测体征、待巡视、待评估等事项，护士均可进入相应事项界面查询、执行，如图2-7所示。提高了护士对病区护理事件的宏观调控能力，有效减少了临床工作中漏执行、漏记录事件发生，大大提高临床护士的工作效率。

（七）陪护管理

PDA支持陪护行程轨迹查询，即在系统中录入陪护信息，完成陪护腕带办理后，系统即可自动记录陪护办理时间，通过病区出入时的PDA扫码登记，实现陪护人员离开病房时间、返回病区时间的自动记录，进而实现陪护行程的轨迹化展示，为病区陪护管理提供有利的工具。

三、护理管理信息系统

护理管理信息系统通过电脑端及移动终端配套App的使用将日常护理管理工作集中在一个平台，集合了护理人力资源管理系统、护理质量管理系统、护理成本核算系统等。该系统采用给定的数据统计分析模型及方程统计汇总所有数据，满足了"护理部—科系—科室"数字化三级垂直护理管理的需求，让护理管理工作更加简单、有序，进一步提高了医院管理质量。

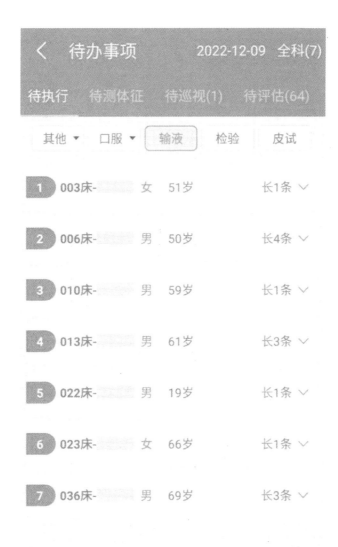

图2-7　待办事项模块截图

（一）护理人力资源管理系统

护理人力资源管理是指在护理人力资源的取得、开发、保持和利用等方面进行的计划、组织、指挥和控制。合理利用和有效配置护理人力资源、提高护理服务质量是医院管理者的目标。通过护理人力资源管理系统，可以实现护理人员的管理、护士排班、护士调配等的电子化，实现了护理人力资源管理的规范化、科学化、信息化，其主要功能模块如图2-8所示。

1. 护理人员档案管理

该模块常见功能包括护理人员档案信息的收集与储存。档案信息包括姓名、性别、工号等基本信息。该模块实现了对职称、职务、学历、继续教育、工作经历、护理教育及护理科研工作开展情况等信息的定期维护与更新管理；记录护理

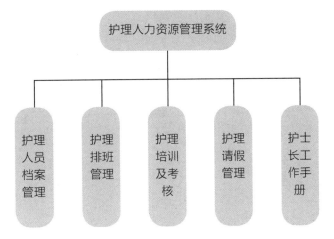

图2-8 护理人力资源管理系统主要模块

人员的人事变动，如从入职到离职、不同部门间的人员调动、职称及职位变动等；支持导出打印多维度统计分析报表，如床护比统计分析报表、职称职务统计分析报表、工作年限统计分析报表、层级分析统计报表、科研成果统计分析报表等（图2-9）。

2. 护理排班管理

该模块可根据科室实际需求对护士进行自定义分组，实现分层分级合理排班；按照规则实现复制上周班次，并可自动计算加班、调休及存假情况；支持备班管理、护士意愿管理等。排班系统关联请假、授课、夜间值班、抽调等功能，支持排班页面直接查看，便于护士长灵活调配人力资源；护士的工作时长可自动触发至敏感指标系统进行汇总计算。系统为护理管理者的科学管理提供了有力的数据支撑，在保证患者安全的前提下提高了护理管理者的工作效率。

3. 护理培训及考核

该模块根据不同类型及不同层级的护理人员构建了一套科学化、标准化的集培训、考核、统计、分析及信息共享于一体的智能化护理培训教学系统，其涵盖线上培训、线上考试、学习课件、自测练习、模拟练习等多种应用场景，并设置培训/考试计划开始、结束前的智能提醒，培训/考核结果关联人员档案，自动同步学时、学分。

4. 护理请假管理

该模块与医院资源管理信息系统（Hospital Resource Plan，HRP）关联，护士需请假时在系统内发起申请，系统依据申请者的工作年限来判断可休假天数等，并与医院"钉钉"工作台连接，打通部门间签批壁垒，提高线上请假审批的便捷度；且请假记录直接与层级晋升、排班等模块数据关联，为年终考核提供重要参考。

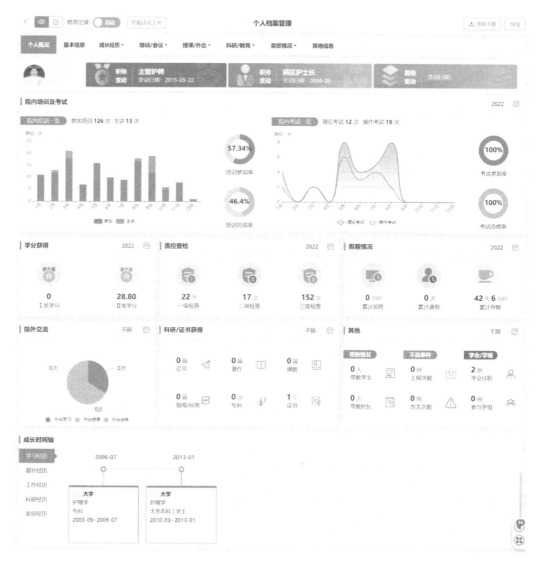

图2-9 个人档案管理图

5. 护士长工作手册

该模块可实现多端（手机端、平板端、电脑端）记录工作日程、护理专项记录，支持图片与文件的上传，实现护士长日常工作事务（业务学习记录、护理查房记录、人员调配记录、质控会纪要、应急演练、护理疑难病例讨论、工休座谈会、护理会诊记录等）无纸化管理。

（二）护理质量管理系统

护理质量是患者安全的重要保障，是衡量一个医院服务质量的重要标志之一。借助信息化技术构建的护理质量控制管理系统，为实现全方位护理质量管理提供了重要支撑。护理质量管理系统通过建立网络化、无纸化、过程化的护理质控平台，实现护理操作实时记录和查询，减少护士工作量，缩短工作时长，及时

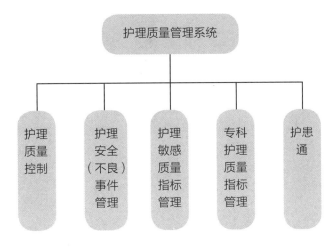

图2-10 护理质量管理系统主要模块

提升护理质量，提高临床护理质量及护理工作效率，其主要功能模块如图2-10所示。

1. 护理质量控制

护理质量控制模块是基于PDCA循环〔PDCA是英语单词Plan（计划）、Do（执行）、Check（检查）和Action（处理）的首字母，PDCA循环就是按照这样的顺序进行质量管理〕的三级质量持续改进管理体系，即"护理部—科系—病区"，形成自上而下的管理网络。该模块整合了完整的质量检查指标与管理细则，涵盖了医院所有病区科室的护理质量安全要求。护理质控检查内容主要包括：三级质量检查、夜查房、病区自查等，借助医院物联网，质控人员在病房通过移动设备质控，进行多个维度的质量检查管控，录入临床科室存在的工作缺陷，相关数据信息同步生成，将检查过程中发现的问题进行汇总、分析成因、明确改进措施、效果测评等，实现问题全过程的闭环管理，全面提升医院的护理质量管理水平。

2. 护理安全（不良）事件管理

护理安全（不良）事件管理模块通过与HIS、LIS、电子病历系统（Electronic Medical Record，EMR）等系统的联动，实现患者信息、评估分值、药物医嘱等信息依据规则自动监测并提醒上报，且护理部将护理安全（不良）事件内容制作成结构化模板，将上报形式设置为结构化点选形式，便于不良事件规范化整理。系统拥有分析整改和专项分析的功能，根据科室、月份、季度等筛选条件，自动生成可随时查、随时拿、随时用的数据分析报告，并对事件进行追踪及整改，完成进度并生成可视化流程图（图2-11）。

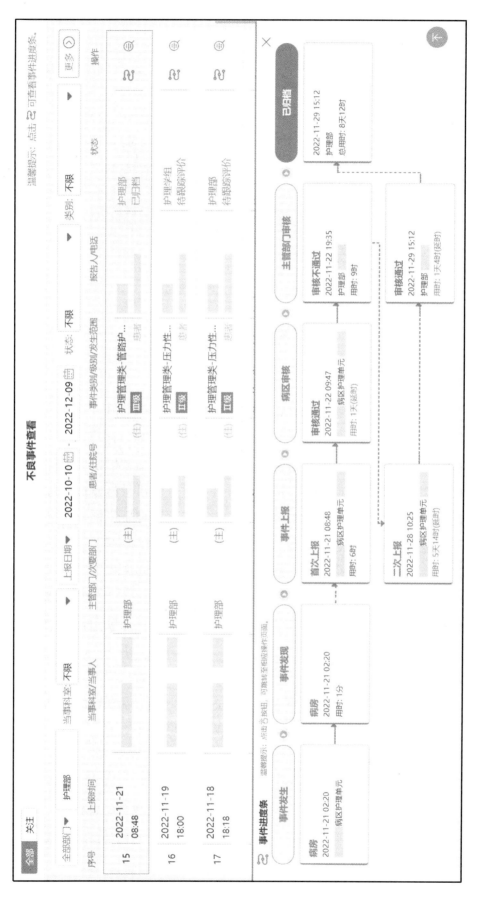

图2-11 护理质量统计图

3. 护理敏感质量指标管理

护理敏感质量指标管理模块跟国家护理质量数据平台要求保持同步，多系统联动，系统自动抓取数据并生成敏感指标，导出并上报国家护理质量数据平台，保证全院数据的规范化及准确性。

4. 专科护理质量指标管理

该模块实现由纸质版向信息系统全自动收集的转变，通过专项的指标查检、措施查检提取若干专科指标结果值。

5. 护患通

护患通模块基于物联网理念，集EMR及护理管理系统于一体，在患者手机端及床旁暖屏端实现患者健康教育闭环流程管理及出院随访、线上咨询等。

（三）护理成本核算系统

护理人员绩效分配方案是影响护理人员积极性的重要因素，护理人员的工作量及护理难度、护理质量管理等均是参与绩效分配方案的重要因素，科学、规范统计护理人员的工作量是护理管理者管理工作的重要一环。该系统主要包括护理绩效管理和护理决策支持两个模块（图2-12）。

1. 护理绩效管理

该模块的构建依据《三级医院评审标准（2022年版）》，构建基于护理工作量、护理质量管理、患者满意度，并结合护理难度、技术要求等要素的绩效考核制度，将考核结果与护理人员薪酬分配相结合，充分调动护理人员的工作积极性。该模块的主要功能有绩效核算、护理单元绩效统计、个人工作量统计等，可根据绩效考核方案自动生成护理人员奖金分配表。

2. 护理决策支持

护理决策支持模块通过实时汇总临床护理、护理管理等过程数据，为护

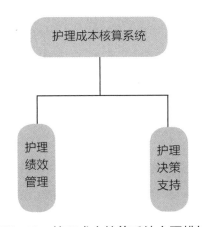

图2-12 护理成本核算系统主要模块

理管理层在人力资源、风险、质量、培训等方面提供科学决策的数据支持（图2-13）。

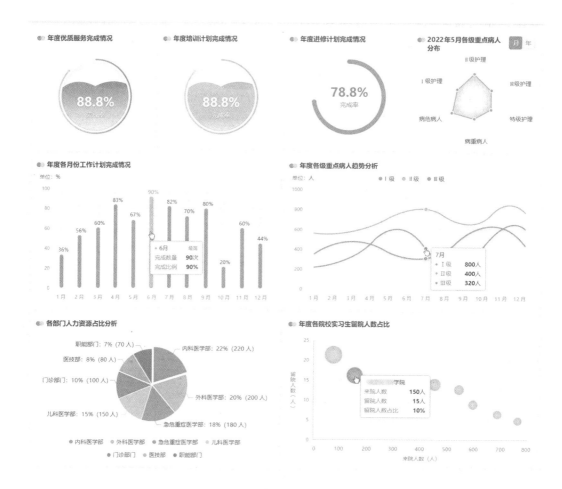

图2-13　护理决策支持模块

四、手术室信息管理系统

手术室作为医院的重要组成部门，负责全院临床科室的手术任务。手术室信息化建设至关重要，不仅需要完成与病房等科室的业务交互，同时涉及手术室内部管理流程。我院结合手术室实际业务情况，以提高手术室护理人员的工作效率为目的，致力于打造以需求为导向的手术室信息管理系统（图2-14）。

（一）患者闭环管理

1. 手术安排

患者入院后，手术医生通过HIS系统向手术室提交手术申请后，麻醉信息管理系统（Anesthesia Information Management System，AIMS）可自动获取HIS系统的手术通知单。麻醉医师每日在工作台系统中完善手术通知单项目，项目信息包括

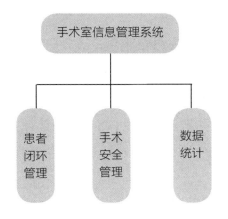

图2-14　手术室信息管理系统模块

病区、是否加急、术者、患者年龄、手术名称等。手术排班护士根据手术申请，以及手术间每日情况进行排班，并以大屏幕的形式展示手术房间以及该房间的器械护士、巡回护士，便于手术室工作人员查看。

2. 手术患者闭环交接

（1）设定手术闭环节点：基于安全管理机制，依据围术期工作流程重点设置关键节点，包括术前访视、术前评估、安全核查、术后随访等环节。借助信息化技术实现手术室流程的合理性改造，依据以上提到的关键节点，我院AIMS详细制定了手术闭环流程，流程包括：手术申请、手术安排、术前访视、术前交接、入手术室、入手术间、麻醉开始前核查、手术中核查、手术结束核查、麻醉结束、出手术间、出手术室、术后交接、术后访视。

（2）手术闭环实施：手术过程中的关键点使用PDA扫描，对工作人员、时间、流程等记录所有操作痕迹。同时以数据为支撑，建立闭环监控系统，促进资源的合理搭配，实现全流程管理、全过程追溯。

（二）手术安全管理

借助医院集成平台和数据中心的支持，AIMS与HIS系统可实现以下安全管理功能。

1. 手术核查

手术安全核查模块与PDA的联合应用，减少了因核查不到位导致的不良事件，有效保障了患者安全。手术当天，病房护士持PDA扫描患者腕带信息后完成离开病房前的手术核查。手术开始前，巡回护士、麻醉医师和主刀医师就患者信息、麻醉状态等进行核对，并在AIMS中完成麻醉开始前、手术关体腔前与关体腔后、缝皮前等环节的安全核查和签字。

2. 器械核查

手术开始前，巡回护士进入AIMS器械清点管理界面，手术相关安排从HIS系统自动抓取，护士输入手术患者房间号可直接获取患者信息，使用PDA扫描器械包上的条码，包内相应器械的信息将自动生成到手术器械物品清点单上，巡回护士和器械护士按要求清点手术用品和手术器械并确认无误后签名。每次清点均需登记，若有追加物品或器械，则点选追加数量或器械名称即可。

（三）数据统计

手术室信息管理系统可满足相关数据统计需求，将手术室使用情况、护士工作量等信息公开。这为手术室人力资源管理、绩效考核、改善工作质量提供数据支撑（图2-15）。

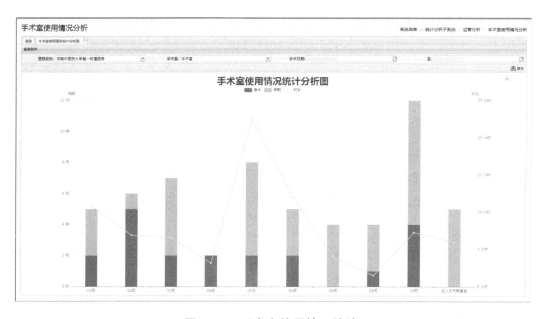

图2-15　手术室使用情况统计

五、重症监护临床护理信息管理系统

重症监护室（Intensive Care Unit，ICU）作为全院危重患者集中救治的场所，其医疗和护理质量均体现了整个医院的医疗服务水平。这对医疗行为和护理服务提出了更高、更严谨的要求。然而，ICU经常要面对病情变化快、抢救频繁的患者，对护理电子病历系统的要求有别于普通科室，表现为记录内容更详细、客观数据获取更频繁、计算数据更多。因此，ICU的EMR独立于其他普通科室。重症监护临床护理信息管理系统覆盖了重症监护相关的各个环节，它以危重患者的临床护理过程为主线，利用全过程、全方位的管理信息流，将ICU日常工作标准化、流程化和自动化，减少了ICU护士在记录患者体征和手工操作医疗护理文书方面的工作量。该系统功能包含：床位管理、医嘱管理、静脉用药智能管理、护理记录和文书模板管理等模块（图2-16）。

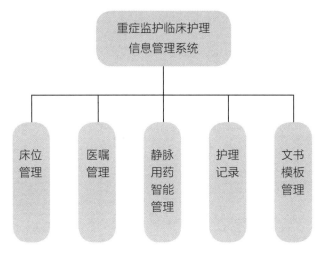

图2-16 重症监护临床护理信息管理系统模块

（一）一览式床位管理

一键点选床位管理，可获取所有在院患者床位信息。患者信息包含姓名、性别、住院号、诊断、主管医生、主管护师、入科时间/出科时间、出科方式、患者结局等。床位管理为开放性模块，一般客观信息将从HIS自动抓取，护士也可根据实际情况点选或输入实际数值，如出科时间、患者结局。床位管理模块可通过输入患者姓名或住院号的形式查询已出科患者的危重护理记录，方便随时调取出科患者的病历信息。

（二）医嘱管理

护士可根据患者实际治疗过程中的药物使用情况在重症监护临床护理信息管理系统中完成电子执行，准确录入每小时液体入量。医嘱管理模块自动划分治疗用药医嘱和非治疗用药医嘱，分别用"医嘱"和"说明医嘱"代码表示，自动隐去说明医嘱。护士打开医嘱管理界面，系统将默认显示所有长期或临时的治疗用药医嘱（图2-17）。

（三）静脉用药智能管理

由于危重患者的病情需要对静脉用药的泵注速度有着严格要求，因此危重患者护理病历中客观体现治疗用药的输注速度非常重要。护士在医嘱管理模块中输入药物开始输注时间和速度，系统将自动计算每小时剂量、结束时间。通过预先设置血管活性药物标记符号，系统可识别药物类型。护士输入每小时泵入速度

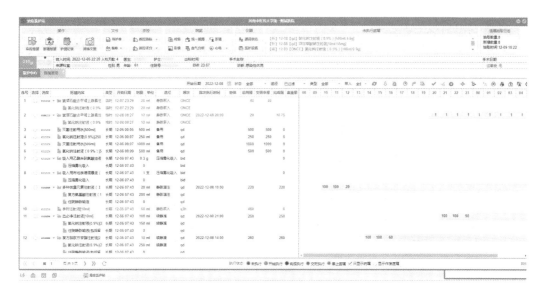

图2-17　临时医嘱管理界面截图

后，系统自动计算出患者每千克体重每分钟的微克量。这一功能避免了人工计算的错误，节省了护士病历书写时间，有效提高了静脉用药管理的正确率，减轻了ICU护士的工作负担。

（四）护理记录

1. 生命体征自动获取

重症监护临床护理信息管理系统实现了与监护设备的数据连接，可实现自动抓取患者的生命体征等客观数据，不仅减轻了护士的工作量，同时也提高了记录的准确性。主观资料以表格形式或点选方式录入，护士可一目了然地了解患者神志、瞳孔等。

2. 生命体征动态趋势展示

护士登录重症监护临床护理信息管理系统后可查阅患者心率、血氧饱和度、收缩压、舒张压、平均动脉压、体温等数据。医护人员可浏览患者24小时内的生命体征变化，便于及时调整治疗和护理方案（图2-18）。

3. 清单式管道管理

危重患者常需建立多种供给性管路、监测性管路、排出性管路。为防止置入管路带来的导管相关性感染，需要明确患者各类管路的拔出时间。ICU护士常因繁重的护理任务不能及时注意到所有管路的拔出时间，这增加了导管留置时间和感染发生率。清单式管道管理模块可将患者所有管路集中显示，包括管路名称、置管时间、置入深度等。护士通过点选方式选择管路名称、位置等信息，手动输入管路保留时间，系统于临近拔管时间的72小时内弹窗提醒。每班护士登录重症

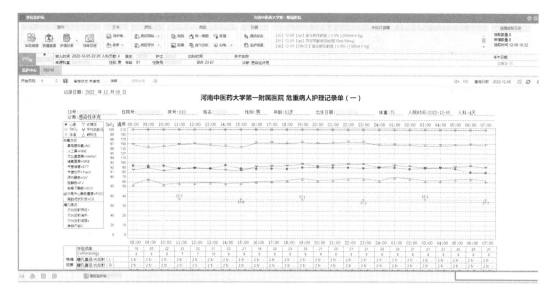

图2-18 患者生命体征趋势展示图

监护临床护理信息管理系统后均可看到所负责患者的管路情况，明确各个管路的留置期限，做到及时拔管，保障患者护理安全（图2-19）。

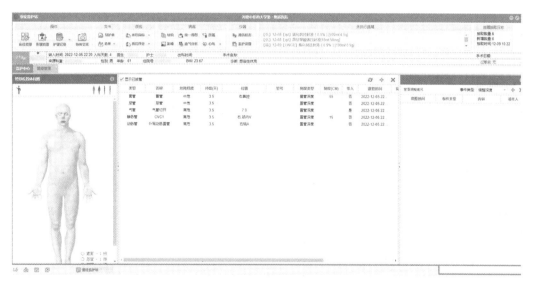

图2-19 管道列表图

4. 出入量管理

ICU患者的出入量需严格管理，护士可根据患者的实际病情在系统中个性化手动配置患者的出入量信息，如患者尿量、各种引流液、饮食饮水量等（图2-20、图2-21）。

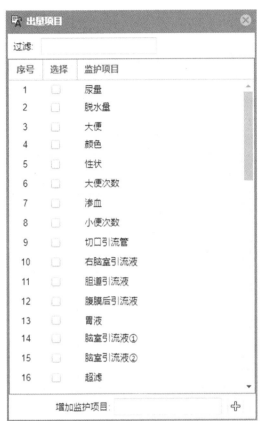

图2-20　出量记录

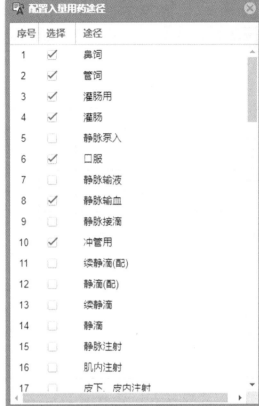

图2-21　入量记录

5.特殊情况交班

患者有特殊医嘱要求或非病情相关的特殊事宜需要交班时，可使用特殊交班功能，减少因口头交接导致的遗漏。护士在特殊交班功能中输入需要交接的内容并保存，下一班次护士打开患者电子病历界面，系统将自动弹窗显示交班事项以提醒本班护士注意，确保患者的特殊情况得到关注，如图2-22所示。

（五）文书模板管理

文书模板管理功能包含患者入科模板、抢救记录模板、紧急气管插管操作模板等。通过首字母或关键字模糊检索，护士可快速查找相应的护理记录。通过建立规范、统一的护理记录模板，系统能将记录内容标准化、便捷化（图2-23）。

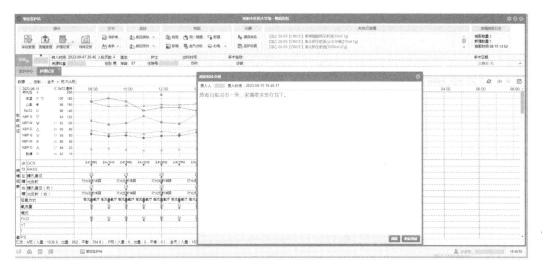

图2-22　特殊情况交班

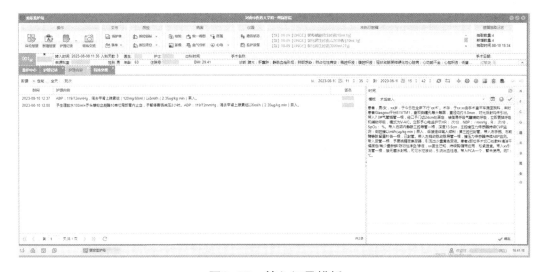

图2-23　转入记录模板

六、消毒供应中心追溯管理信息系统

消毒供应中心（Central Sterile Supply Department，CSSD）是医院内承担各科室所有重复使用的诊疗器械、器具和物品清洗、消毒、灭菌以及灭菌物品供应的部门，其工作质量与患者安全密切相关。《医院消毒供应中心　第1部分：管理规范》（WS 310.1—2016）指出，消毒供应中心应建立质量管理追溯制度，完善质量控制过程的相关记录。随着互联网信息管理系统在医院各部门的全面使用，消毒供应中心现代化信息管理模式应运而生，建立特色的智能化、信息化消毒供应中心也成为时代对医院的要求。

消毒供应中心追溯管理信息系统在消毒供应中心的运用，可实现消毒灭菌物品闭环管理及可追溯，达到无菌物品安全管理的目标。在该系统中，可以对消毒供应中心的器械进行全面管理，保证器械"回收—消毒—发放—再回收"程序的完整性，并详细记录各个环节，让责任落实到人。

目前我院运行的消毒供应中心追溯管理信息系统主要有PC客户端和回收终端，PC客户端主要是为医院所有临床科室服务，包含器械申领、接收、使用、查询、借包五大功能。回收终端主要包含：回收、清洗登记、打包、灭菌登记、灭菌确认、发放，下面以图文的形式展示该系统的功能（图2-24）。

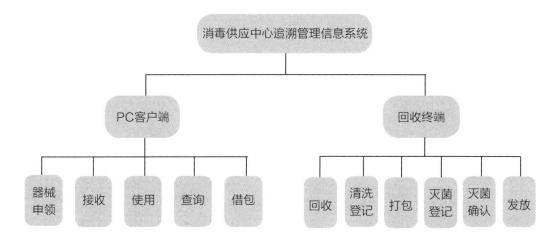

图2-24　消毒供应中心追溯管理信息系统功能图

（一）PC客户端

1. 器械申领

科室可以通过器械申领功能，生成订单发给消毒供应中心，消毒供应中心在收到订单后，根据订单发放物品给申领科室，申领科室即可领取各类器械包、敷料包以及一次性物品等。

2. 接收

科室接收消毒供应中心发放的物品时，在PC客户端接收确认或在移动PDA端进行扫码接收，操作便捷。

3. 使用

在PC端进行关联或在PDA端通过扫描患者腕带、扫描无菌包上的条形码也可实现关联患者、实现追溯闭环、举证倒置追溯包各个环节的信息。

4. 查询

根据选择的时段，查看当前时段内所有订单的状态，以及订单的内容，具体可查询当前时段内所有发放或接收的物品、患者的器械包使用记录、器械包所关联的患者记录等（图2-25）。

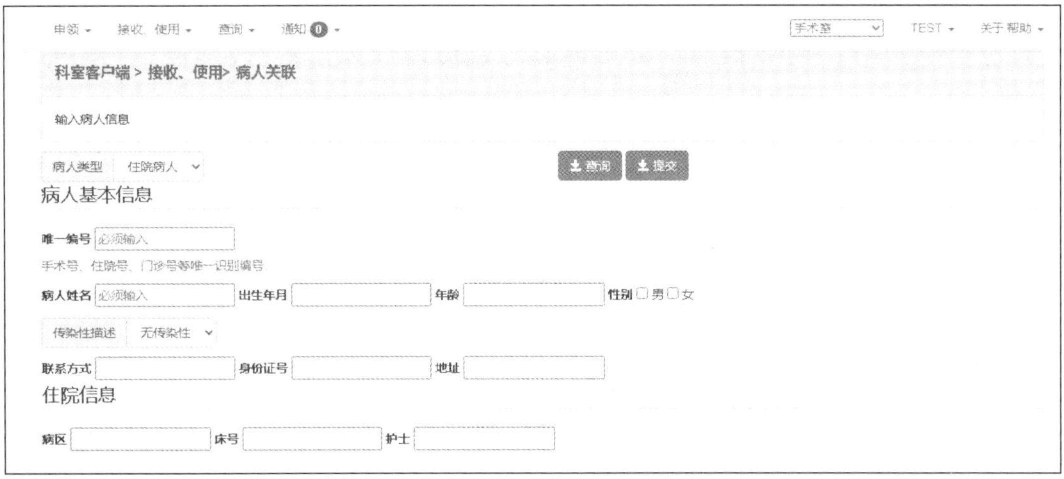

图2-25　PC客户端绑定患者图

5. 借包

借包分为向消毒供应中心借包或者临床科室之间借包，此功能只对器械有效。

（1）向消毒供应中心借：当科室需要基数外的器械时，可以通过此功能，生成一个借包订单发给消毒供应中心，消毒供应中心会根据此订单发放器械给科室。此类器械在使用完回收后，系统会自动归还给消毒供应中心，不再发放给科室。

（2）临床科室之间互借：当A科室向B科室借器械时，A科室发送借包订单给B科室，A科室拿到物品后进行系统接收，器械使用完后由供应室回收；消毒供应中心发放无菌包时直接发给A科室，A科室将无菌包送至B科室，B科室系统接收无菌包，而后在系统中点击"归还"按钮实现器械归还。

（二）回收终端

1. 回收

进行器械回收时，操作人员需将已回收的医疗器械物品进行分类、清点、核实，扫码进行录入工作，系统自动收录器械物品的回收时间、包裹（器械）数量和名称、清点人员信息等，这能有效避免人工录入造成的纰漏，提高工作效率。

2. 清洗登记

进行器械清洗时，可通过追溯系统中的清洗登记系统准确选择合适的清洗、消毒方式，扫描操作人识别码进行登录，扫描所需要使用的清洗机条形码，扫描需清洗的清洗标牌，扫描创建锅次条形码，最终实现对器械的清洗、消毒过程的完整记录。

3. 打包

清洗登记完成后，工作人员要及时检查医疗器械物品的清洗、消毒质量是否达标，粘贴追溯条形码。工作人员可通过追溯条形码了解该医疗器械物品的名称、消毒时间、归属部门、配包人员、失效日期、审核人员等重要信息。

4. 灭菌登记

操作人扫描自己的条码登录，依次扫描使用的灭菌车条形码、包条形码、灭菌器条形码、灭菌程序，创建锅次开始运行程序灭菌，实现灭菌登记各个步骤的详细信息。

"急消包"设置：手术室经常会有需要及时消毒的包，当消毒供应中心无法识别哪些包需要优先消毒，就会导致器械清洗不及时、延长手术使用等待时间等问题。为了解决这一难题，我院设立"急消包"特殊标记，工作人员能第一时间知晓需要紧急处理的器械包，提前安排检查包装和灭菌工作，避免急消包进入检查包装区后按常规器械包流程处理或出现无灭菌锅可使用等问题，使整个急消包处理流程环环相扣、紧密衔接。

5. 灭菌确认

操作人扫描个人条码登录，扫描需灭菌审核的灭菌器械，如果已做数据采集，系统就会弹出该锅次的温度–压力曲线图进行审核，供操作人双重把关灭菌质量。

6. 发放

灭菌完毕的医疗器械物品根据条形码所显示的日期，按照先进先出的原则发放，并用追溯系统扫描，而未发放的物品应定位保存。对于即将失效的物品，追溯系统会提前进行预警，提醒工作人员进行处理，避免医疗器械物品的长期滞留，保证流转有效。

器械召回：若器械包有疑似污染等问题，消毒供应中心人员可以在追溯系统中及时查找到同一批次灭菌的未使用的器械包所在位置，系统可以将此锅次的器械包禁止使用。在没有及时召回器械包前，临床在使用器械包时系统会自动提示工作人员器械状况（图2-26）。

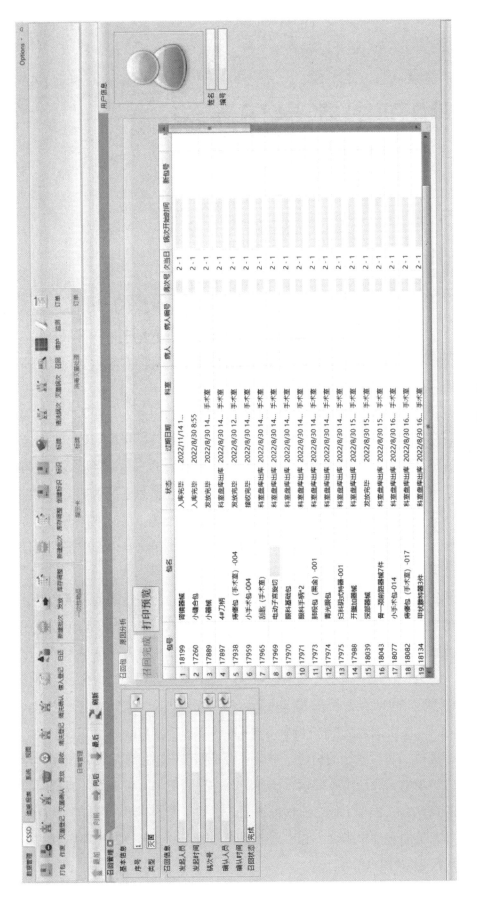

图2-26　器械召回管理界面

第三章

中医护理电子病历系统

第一节　标准化、结构化中医护理
电子病历系统的构建与应用

电子病历（Electronic Medical Record，EMR）是指医务人员在医疗活动过程中，使用信息系统生成的文字、符号、图表、图形、数字、影像等数字化信息，并能实现存储、管理、传输和重现的医疗记录，是病历的一种记录形式。护理电子病历是护理文书的一种基于信息系统的记录形式，是信息系统中护士对住院患者的病情观察和护理措施实施的原始记录，其质量的好坏不仅反映护士的业务水平，也是医疗机构质量与安全管理水平的重要体现，更是医疗诉讼中举证责任倒置的重要依据之一。

结构化护理病历是指将电子病历中来源于各类医疗服务活动的记录信息，通过标准化的数据表达模式和信息分类框架进行科学归档，便于电子病历信息使用者能够快速查找并实现共享。它是数据化的基础。它采用标准化医学术语，用于记录临床护理数据，尤其适用于基于护理程序的全流程护理，结构化是标准化的基础，而标准化是实现信息院内共享的关键。只有如此，才能发挥电子护理病历的各种潜能，才能实现大数据的存储和挖掘。

中医护理电子病历系统的构建，主要致力于建设中医护理病历知识库，建立结构化中医护理电子病历书写模板，梳理中医护理病历书写数据集，通过向导式及路径化的设计，使护理工作全流程可视化，有利于培养非中医院校护士及低年资中医护理人员的辨证思维能力和中医护理服务能力，提升中医护理病历书写的标准化、规范化与智慧化。

一、建设之初存在的问题

护理病历是病历的重要组成部分，每一个数据都是对患者治疗过程的体现，书写具有一定复杂性。我院护理文书的书写经历了"纸质记录—电子化记录—半结构化记录"的发展历程，但由于护理人员的服务能力、认知程度及中医辨证思维能力不同，半结构化记录存在的问题也越来越凸显。

1.手动录入耗时长

手动录入护理文书内容占据了临床护士大量的工作时间，导致护士难以从文书记录的任务中脱离出来，更好地护理患者。

2.重复记录、漏记录等内容多

诸多表单在同一时间点需重复录入相同体征，手动录入易造成记录不统一而引起医疗纠纷；各种记录表单多、评估表单时机和要求不同，会出现工作遗漏等问题。

3.展现形式单一化

在护理记录方面，以单一表格形式简化书写，此方法虽简明扼要，但难以全面、准确地表达出患者的病情变化情况，护理记录缺乏专科性、动态性、连续性。

要解决以上问题，提升中医护理人员的专业服务能力、中医护理辨证思维与整体护理观，结构化中医护理电子病历系统建设是根本，更是核心。

二、建设过程

（一）中医护理电子病历系统的设计

1.组建多学科专业团队

为满足系统建设需求，我院在建设之初成立了中医护理电子病历信息化团队，团队成员来自多个学科。团队成员由护理部、护理信息组、护理文书组、中医护理专家组，相关亚专业学组工作人员及临床科室护理骨干、信息科人员、软件开发工程师等共同组成。

2.需求调研

学习国家标准、行业标准、团体标准、工作制度、流程，调研临床需求，分析信息系统开发的可能性。开发的信息化系统需符合国家政策、标准、医院工作流程及临床工作需求，以提高临床工作效率、减轻医护人员工作负担、保证患者安全为目的。

3. 系统设计

智慧护理病历系统由我院护理部、信息科与软件公司联合开发。信息专员与软件工程师进行对接，沟通系统设计的目的、主要功能、书写要求、临床需求等，确定系统实施后要达到的目标。该系统与医院信息系统 HIS、EMRS、LIS、移动护理系统（Mobile Care System，MCS）以及麻醉信息管理系统（Anesthesia Information Management System，AIMS）等多系统互联互通，实现了信息的智能传送。

4. 数据导入

依据《电子病历系统应用水平分级评价标准（试行）》及《病历书写基本规范》，参照《中国医院质量安全管理》《中医临床护理信息基本数据集》等多项团体标准及《中医病历书写基本规范》《电子病历共享文档规范》《电子病历基本数据集》等国家规范性文件和多项行业标准，导入护理评估、护理计划、护理问题、中医护理措施、评价、护理记录、风险告知、各种交接记录、护理会诊、交班报告等表单。病情观察结构化模板共梳理118个表单，其中院内通用模板65个表单，专科模板53个表单，针对症状的护理措施5 186条。

5. 系统功能测试

由护理部工作人员、信息专员与工程师确认最终设计方案后，工程师完成系统开发，护理信息组进行系统的内部测试，并与护理文书组、质控组人员反复讨论，完成系统的修改、完善。

6. 系统试运行

系统建立之初，在内科、外科、妇科、儿科等各专科选择病区试点应用，并对系统功能进行修改、完善。系统测试完成后，在全院推广应用。

（二）中医护理电子病历系统的应用

1. 生命体征数据录入

患者入科时，护士在HIS系统中录入其生命体征、身高、体重等数据且仅需录入一次。数据会自动同步至体温单、入院评估单、护理记录、医生首次病程记录等。该系统实现了数据共享，保证了数据的一致性，避免重复录入，节省了护士的时间，提高了工作效率。护士可实时查看体征趋势图，辅助医疗决策。

2. 护理评估单

患者入院后，护士建立护理评估单。护理评估单包含一般资料、生理评估、护理四诊、风险评估、专科评估等内容，系统同步中西医诊断、证型等信息及个人体征信息至护理评估单，其相应表单内容均通过护理人员点选完成，且常用护理评估单均按次序集成于入院评估单界面，护士可通过一键点选打开填写，防止遗漏（图3-1）。

入院评估单

HLB-BD-003-01

科室:＿＿＿＿＿＿　床号:002　姓名:＿＿＿＿　性别:女　年龄:9岁　ID号:＿＿＿＿＿＿　住院号:＿＿＿＿＿

中医诊断:紫癜病(血热妄行证)　　　　　　　　西医诊断:过敏性紫癜

一般资料	民族:「汉族」　　籍贯:「＿＿＿＿＿」　　学历:「小学」　　邮箱:「/　」 入院原因:「反复皮肤紫癜3周余，再发1天。」 入院途径:「门诊」　　入病区方式:「步行」　　入病区日期:「2022-11-18 17:08」 婚姻状况:「未婚」　　发病节气:「立冬」　　证型:血热妄行证 患者类型:「住院」　　职业:「学生（大、中、小学）」 宗教信仰:「无」 吸烟史:☑无　□有 饮酒史:☑无　□有 家族史:☑无　□有 手术史:☑无　□有　□其他＿＿＿ 传染病史:☑无　□有＿＿＿　　传染性标志:□是　☑否 过敏史:药物:☑无　□有＿＿＿ 　　　　食物:☑无　□有
生理评估	生命体征:体温（℃）:36.5　脉率（次/min）:90　呼吸频率（次/min）:20 血压:102 / 62 mmHg　身高:「138」(cm)　体重:「45」(kg)　BMI:「23.63」营养:「良好」 （BMI正常指数范围18.5~23.9）

护理四诊	**望诊** 神志:☑有神　□少神　□烦躁　□嗜睡　□谵妄　□昏迷　□其他＿＿ 面色:☑常色　□潮红　□少华　□苍白　□萎黄　□青紫　□晦暗　□其他＿＿ 形态:☑自如　□半身不遂　□步履艰难　□不得平卧　□双下肢活动受限　□其他＿＿ 发育程度:☑正力型（体型匀称）　□无力型（体型瘦长）　□超力型（体型矮胖） **皮肤:** 颜色:☑正常　□苍白　□潮红　□紫绀　□黄染　□色素沉着　□色素脱失　□其他＿＿ 完整性:☑完整　□皮疹/丘疹　□出血点　□破溃　□痈疖　□压力性损伤　□其他＿＿ **舌象:** 舌质:☑淡红　□淡白　□红绛　□紫暗　□其他＿＿ 舌苔:□无苔　☑薄白　□薄黄　□黄厚　□腐　□腻　□其他＿＿ 舌体:☑正常　□胖大齿痕　□歪斜　□裂纹　□其他＿＿ 视力:☑正常　□近视　□远视　□失明　□其他＿＿ 口唇:☑正常　□青紫　□淡白　□其他＿＿ 口腔黏膜:☑完整　□红肿　□溃疡　□其他＿＿ **闻诊** 语言:☑清楚　□低微　□嘶哑　□口吃　□错语　□失语　□其他＿＿ 呼吸:☑平稳　□喘息　□哮鸣　□少气　□短气　□其他＿＿ 嗅气味:☑无异味　□酸臭　□腥臭　□腐臭　□肝臭　□其他＿＿ **问诊** 饮食:☑良好　□一般　□较差 口渴:☑正常　□不渴　□口渴欲饮　□渴不欲饮　□口渴多饮　□其他＿＿ 睡眠:☑正常　□难入寐　□多梦　□易醒　□早醒　□夜不能寐　□辅助用药　□其他＿＿ 大便:☑正常　□便秘　□泄泻　□失禁　□造瘘　□其他＿＿ 小便:☑正常　□尿多　□尿少　□频数　□癃闭　□失禁　□其他＿＿ 听力障碍:☑无　□有 **切诊** 切脉:□和缓有力　□细　□弱　□浮　□沉　□弦　□滑　□结　□代　☑其他 数
风险评估	焦虑:☑无　□有 日常生活能力（ADL）总分:「100分 生活自理」 压力性损伤评估（Braden）总分:「28分 无」 跌倒/坠床评估总分:「8分 低危」 疼痛评估总分:「0 无」 深静脉血栓评估总分:「无风险」 管路:☑无　□有
专科分类	「请选择」

图3-1　患者入院评估单

3. 中医护理计划单

针对患者入院后的整体评估，护理人员判断出重要的护理问题/症状，结合实施前后症状的客观评分进行辨证施护、辨证施术，制订符合患者自身需求的护理计划，为患者实施从入院到出院的个性化护理。

4. 护理记录单

建立病情观察结构化模板118项，其中全院通用模板65项，同时支持科室梳理专科模板，多系统对接实现数据的互联互通、一键插入、方便快捷。

（1）中医护理记录首程。打通HIS系统与中医护理电子病历系统的壁垒，实现数据自动抓取和点选录入。完备的结构化病历—病情摘要知识库模板，支持患者病情摘要的直接导入，通过一键点选快速录入或者选择性复制、粘贴的方式将患者的病情描述添加至护理记录单中；系统根据医嘱自动同步相应的中医证型、护理级别、饮食原则等（图3-2）。

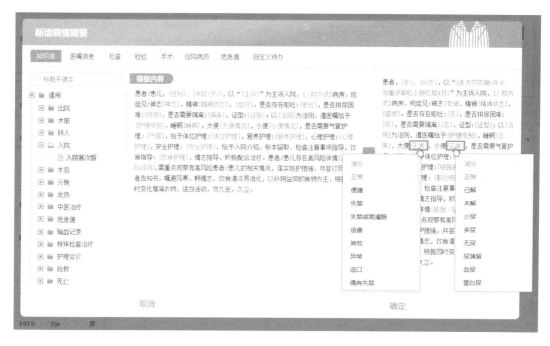

图3-2　结构化护理病历—病情摘要知识库模板

（2）出入水量的自动插入和智能统计。患者如有"记录24小时出入水量、告病危"等医嘱，护士使用移动护理终端设备PDA进行医嘱执行（输液医嘱等）时，相应的液体医嘱名称及液体量自动同步至护理记录单"入量"中；如特殊患者无匹配医嘱，系统仍支持在"入量"处插入患者的相关医嘱信息，避免手动录入造成的信息遗漏或者差错。"入量"处也可插入患者进食情况，系统根据患者摄入的食物种类自动计算相应的含水量，减少因人为估算产生的误差与差异性。汇总出入水量时，护士只需选择相应的时间段进行一键换算即可实现数据的自动统计，并支持数据同步体温单，避免重复录入。

三、亮点分享

1. 实现手动录入向点选记录的转变

中医护理电子病历系统将护士书写的病历结构化，实现了由自行表述录入到点选记录的转变，实现护理记录的同质化。

2. 实现数据共享，避免数据重复录入

HIS、EMRS、LIS、MCS和AIMS等多系统间的互联互通实现了数据识别、读取功能，避免了数据的重复录入、错录、漏录等现象，极大地节省了护士的时间，提高工作效率。

3. 实现展现形式的多样化

患者数据得以多样化展示，医护人员可直观看到数据变化规律及趋势，为医疗决策提供数据支撑，如：手机端和PC端均可将每周的体温单以横向连续的方式进行展示。同时，该系统支持单一数据趋势图展示，医护人员可查看单一数据在患者住院期间的变化情况，如：系统将患者入院到出院的风险评估数据以横向连续的方式进行展示，以便医护人员直观地看到患者住院期间的风险变化。

四、未来展望

护理电子病历信息化建设以"确保患者安全、方便护士工作"为宗旨，以为临床做"减法"为目标，但在节省临床护士工作时间、节约医疗机构成本的同时仍面临一定的挑战。

护理记录可节点复制，护理计划可自由选择模板，虽然这在一定程度上可规范护理病历书写，但模板的建立在一定程度上导致护理病历记录缺乏个性化显示。如何将结构化与个性化专科护理完美结合、规范应用是中医护理电子病历系统面临的挑战之一。

在遵循疾病诊断相关分组作为疾病诊疗依据的大背景下，护理工作则必须有一个常规可供遵循的护理临床路径。构建符合疾病的护理路径，将是中医护理电子病历系统面临的挑战。

信息技术的快速迭代，各项指南、护理常规的不断更新，系统更新周期的局限性，这些导致系统知识库更新不及时，可能出现落后于护理行业现状的现象。

如何更新循证知识库、纳入新的诊疗指南服务于临床，保证结构化中医电子护理病历系统运行质量，仍是医院面临的重大挑战。

第二节　中医护理辅助决策支持系统的构建与应用

临床决策支持系统（Clinical Decision Support System，CDSS）是以疾病的诊断标准、阈值判断、治疗建议、临床指南、专家经验、护理程序等知识库为基础，利用人工智能技术和计算机的信息存储、提取精确的逻辑推理运算功能模拟医护的诊疗护理思维，帮助医护做出快速诊断和治疗决策。

护理决策支持系统（Nursing Decision Support System，NDSS）出现于20世纪70年代，通过多模块的评估分析，旨在协助护士制订护理计划。NDSS的不断发展使其在实现变革和提高临床护理质量方面有着广泛的应用，其不仅仅是一个提醒或建议，而是包含各种工具，包括针对患者和医护人员的警报和提醒、临床指南、重点患者数据报告、文档模板、诊断支持和提供相关的参考信息等。它能降低护理缺陷发生风险，进一步提升文书填写规范性及效率，并且有效弥补了手工记录时效性低、犯错率高的不足，打破了以往对信息有效性分析的局限。

我院参考中医护理方案、团体标准及临床照护分类（Clinical Care Classification，CCC）系统护理措施等，建立了中医护理辅助决策支持系统知识库，包含中医护理技术、辨证施护方法、护理措施、健康宣教等，研发设计了中医护理辅助决策支持系统，即利用信息技术手段动态地掌控护理过程中所涉及的全部信息流，利用数据对护理信息资源进行整合和优化配置，辅助临床护理决策。通过入院评估进行中医四诊信息采集，结合中医诊断、中医证型，通过辨证分型推理自动推送相对应的辨证施护、施术、施食、施药、施教及康复指导等方案；同时满足了依据疗程智能推送中医护理疗效评价表的需求，真正实现了从患者入院到出院的全流程中医护理管理。

一、建设之初存在的问题

1. 护理人员的中医知识水平不一

我院护理人员从西医院校毕业居多，整体中医基础知识掌握不足，辨证施护能力较弱。特别是低年资护士因专科知识欠缺，无法规范、有效地进行辨证施护等，影响了护理服务的质量。

2. 缺乏同质化护理服务

临床工作的环境复杂，患者病情多变，护理人员时常需要面对紧迫而又复杂的临床问题，临床护理经验不足的护士很难在短时间里做出最适合的决策。

3. 缺乏智能指引

护理人员每班均需要完成患者的医嘱执行、病情观察、护理措施的实施、病情变化的记录等工作，由于工作繁忙，容易出现护理人员没有在正确的时间去处理正确的事情，进而出现管路更换不及时、引流量记录不准确等问题。

二、建设过程

（一）中医护理辅助决策支持系统的构建

1. 组建研发团队

护理部主任牵头和主导，联合医院信息科、护理信息组、护理文书组、中医护理学组、软件工程师组组建了研发团队，团队分工合作，其中护理信息组负责项目策划、协调、推进，提出建设需求，反馈；护理文书组、中医护理学组负责查找循证证据，建立知识库，使用与反馈；信息科负责提供各平台系统支持；软件工程师组根据临床需求进行系统开发、运行和维护。护理信息组作为临床护理和软件工程师之间的信息枢纽，发挥着十分重要的桥梁作用。

2. 需求调研

基于国家及行业标准，根据医院的工作制度及流程，研发团队制定访谈提纲，使用访谈法完成对全院临床护理需求的调研，确保我院中医护理辅助决策支持系统的建立能够真正减轻临床护理人员的工作负担，提高临床服务质量，保障患者的安全。

3. 系统设计

中医护理辅助决策支持系统由我院护理部、信息科与软件公司联合开发。护理信息组专员与软件工程师进行对接，沟通系统设计的目的、主要功能、临床需求等，确定系统实施后要达到的目标。该系统与HIS数据库、医护工作站、医护电子病历系统、LIS对接，达到数据的及时共享与传送。

4. 数据导入

（1）建立知识库：参照2012年国家中医药管理局发布的《304个病种的中医临床路径和诊疗方案》、2013年《关于印发中风等13个病种的中医护理方案（试行）的通知》、2014年《关于印发促脉证（阵发性心房颤动）等20个病种护理方案（试行）的通知》、2015年《关于印发胃疡等19个病种中医护理方案（试行）的通知》及院内科研小组循证护理检索数据、专家函询等数据，根据《中医病历书写基本规范》《电子病历共享文档规范》《电子病历基本数据集》等国家规范性文件和多项行业标准导入护理计划、中医护理措施、评价等决策数据。最终梳理针对症状的护理措施8 028条；中医护理方案105个病种、289个诊断、280个证型、433个症状；124个病种健康宣教；82个中医护理技术宣教；200项危急值宣教；8项检查项目宣教。

（2）确立逻辑推理路径：基于以上知识库，通过逻辑关系的对应，信息化数据的匹配，实现辨证施术（穴位）、辨证施药、辨证施食、辨证施教、辨证施养等方面推理路径，最终梳理出"基于诊断—证型—症状—护理措施—中医护理技术"的逻辑知识库，包含了诊断、证型、症状、证候要点、技术、穴位等辅助决策，以及"基于诊断—证型—症状—辨证施食、施药、施教"的饮食、用药、情志、康复指导等健康宣教逻辑知识库，梳理基于数据融合下"诊断—专科评估"的专科护理逻辑知识库。

5. 系统功能测试

护理部、护理信息组与软件工程师确认最终设计方案后，软件工程师完成系统开发，护理信息组进行系统的内部测试，并与研发团队人员反复讨论，对系统进行修改、完善。

6. 系统试运行

系统建立之初，在内科、外科、妇科、儿科等各专科内选择病区试点应用，依据试用意见，研发团队经过进一步研判，将试用问题转变为系统优化的需求，由护理信息组反馈到软件工程师处进行优化，优化后由护理信息组成员重新测试，测试通过后全院进行线上与线下的集中培训与考核，保障系统平稳落地。系统在全院上线后，软件工程师下沉各科室进行现场的强化培训及答疑解惑，以科室为单位收集汇总所在科室系统使用问题，通过微信群反馈给护理信息组。护理信息组和软件工程师根据临床反馈问题进行研判，实现临床问题向系统需求转变，护理信息组与软件工程师协商制定问题解决优先级及时间节点，并跟进系统开发进程，通过不断的优化、升级完成系统的全院推广。

（二）中医护理辅助决策支持系统的应用

1. 中医护理程序的智能指引

根据系统建立护理计划，基于"诊断—症状—中医护理技术—护理措施"的导航路径，在护理计划界面根据患者诊断智能弹出此诊断相对应证型及常见症状，护理人员根据对患者的评估结果并结合四诊辨证，选择阳性症状，系统路径式指引阳性症状所对应的中医护理技术及护理措施，系统通过逻辑算法智能推荐该疾病的阳性症状所对应的中医护理技术常用的穴位，为护理人员提供辅助决策，保证了不同年资护理人员的同质化护理服务，进一步提高了患者的护理服务质量（图3-3）。

2. 健康教育辅助决策

系统根据护理人员选择的宣教项目（检查检验、辨证宣教、风险宣教、用药宣教、饮食调护等）智能推荐此项目的相关知识，提升护士的决策能力和患者对疾病及检查知识的认知水平（图3-4）。

3. 效果评价智能提醒

护理人员实施相应护理措施后需评价其效果，实施前后系统智能弹出相应症状及其权重分值，护士可选择符合患者症状的分值，防止盲目打分；系统会智能提醒需评价的护理措施，防止护理人员出现错评、漏评等问题，提升护理文书质量及护理质量；系统与医生工作站、护士工作站等互联互通，如对留置管路、留置针等智能提醒护理人员到期更换；通过设计健康安全阈值范围，一旦评估结果超过风险值或阈值，系统将智能提醒护士并给予相应措施建议。

4. 中医护理方案临床应用数据——智能分析

中医护理辅助决策支持系统根据对患者的诊断，智能识别是否入组临床路径，并指引相应表单填写，自动汇总形成患者中医护理效果评价表；系统支持科室中医护理方案按月、季、年智能汇总，形成中医护理方案护理报告，并按照中医护理方案信息统计、中医护理方案应用对比统计分析、分型与方案一致性分析、护理方案实用性分析、中医护理技术应用分析、护理方案的效果分析、患者护理技术满意度分析、患者护理技术依从性分析、辨证施护方法应用情况等进行不同维度的分析，节约了人力汇总分析的时间，极大地提高了护士工作效率（图3-5）。

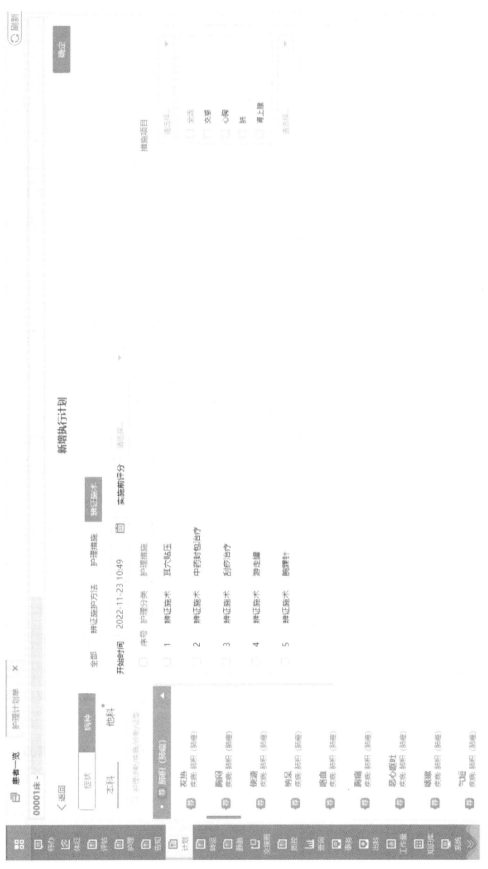

图3-3 护理计划智能指引界面

河南中医药大学第一附属医院
健康教育计划实施记录单

HLB-BD-003-33

科室： 床号：036
中医诊断：风湿痹病
姓名： 性别：女 年龄：48岁
西医诊断：系统性血管炎
ID号： 住院号：

操作	日期	宣教项目	宣教对象	教育程度	学习意愿	学习障碍	教育时机	教育方式	宣教内容	效果评价	满意度	签名
王丽	2022-11-22 08:58	中医护理技术宣教	患者	初中	积极	无	首次宣教	语言	火针的适应证、禁忌证、注意事项，微针针刺治疗的适应证、禁忌证、注意事项	完全知晓	满意	
王丽	2022-11-18 16:49	检查检验	患者	初中	积极	无	首次宣教	语言	检查检验地点、注意事项，检查检验注意事项（静脉采血）	完全知晓	满意	
王丽	2022-11-18 15:57	健康指导	患者	初中	积极	无	首次宣教	语言	主述起居基本原则、辨证起居、康复功能锻炼、养生操	完全知晓	满意	
王丽	2022-11-18 15:57	风险宣教	患者	初中	积极	无	首次宣教	语言	住院患者/患儿跌倒/坠床宣教、疼痛宣教、深静脉血栓危险因素宣教、烫伤风险	完全知晓	满意	
王丽	2022-11-18 15:57	情志护理	患者	初中	积极	无	首次宣教	语言	支持性心理护理、松弛训练、治疗性沟通	完全知晓	满意	
王丽	2022-11-18 15:56	用药宣教	患者	初中	积极	无	首次宣教	语言	中药汤剂的服用方法及宜忌；主要作用，给药方法、特殊用药的注意事项及禁忌	完全知晓	满意	
王丽	2022-11-18 15:56	检查检验	患者	初中	积极	无	首次宣教	语言	检查检验地点、注意事项，检查检验注意事项	完全知晓	满意	
王丽	2022-11-18 15:56	疾病宣教	患者	初中	积极	无	首次宣教	语言	证型、证候要点、辨证施护	完全知晓	满意	
王丽	2022-11-18 15:56	饮食调护	患者	初中	积极	无	首次宣教	语言	清淡饮食、普食	完全知晓	满意	
王丽	2022-11-18 15:55	入院宣教	患者	初中	积极	无	首次宣教	语言	医院概况、住院须知、医护人员、权利义务、安全指导、环境介绍、医保	完全知晓	满意	

图3-4 健康教育辅助决策界面

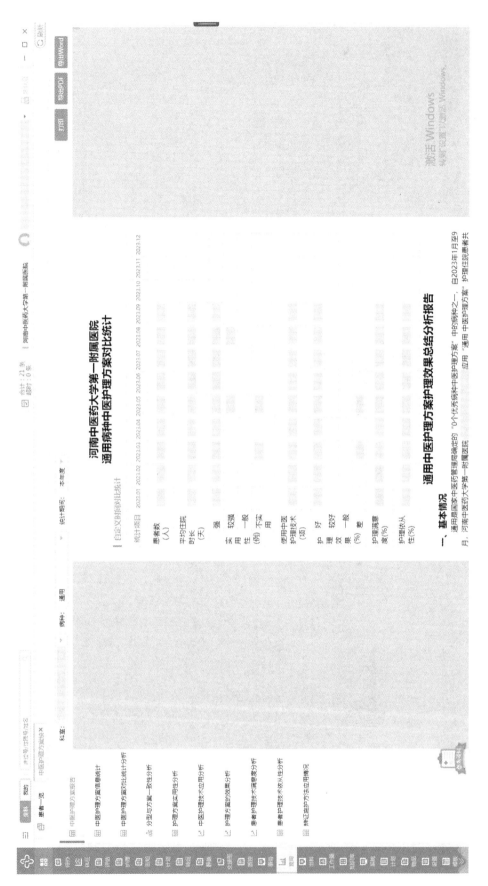

图3-5 中医护理方案智能统计、导出

三、亮点分享

1. 缩短了急性事件应答时间

当输入的患者数据达到警戒值或有潜在危险时，系统的智能提醒与警告功能会提醒护理人员加强关注，并提供相应的诊疗护理参考，缩短了急性事件的应答时间。

2. 降低了护理缺陷发生风险

由于融入了CDSS，系统突出了对护理事件前、中、后全过程的分析控制理念，降低了护理缺陷发生风险。

3. 护理决策同质化

系统解决了低年资护士因专科知识欠缺而无法规范、有效地进行辨证施护的问题，辅助决策的智能指引，进一步提高了护理人员专科知识水平。

4. 促进护士养成科学思维

通过建立知识库，并对其不断更新、完善，具有知识库的 CDSS 使系统变得"聪明"，引导护士执行科学、精准的决策。

5. 中医护理方案临床应用智能统计和分析

CDSS不仅实现了中医护理方案的智能入组提醒，还实现了中医护理方案的统计分析和一键导出，避免了护士烦琐的数据统计，提升了护理人员的工作效率，多方位的数据分析结果为科研提供参考。

四、未来展望

近年来，随着新兴信息技术的迅速发展，临床决策支持系统的应用研究也在不断深入，临床决策支持系统正经历着智能化和集成化的发展过程，并从信息服务与管理功能向知识服务和决策支持方面发展。国外临床决策支持系统的快速发展，不仅是因为其一流的信息技术和基础设施，更重要的是因为管理制度、决策者和信息技术的结合，紧密围绕临床业务的需求以及长期、富有成效的卫生信息化建设等。因此，完善管理制度，加强技术研究，建设知识库，重视组织文化因素，加强项目管理，改善中医护理辅助决策支持系统的可移植性，提高医护人员的认识与接受程度，提高中医护理辅助决策支持系统的成本效益，是未来的改进方向。

第三节　中医护理病历智能质控系统的构建与应用

近年来，国家相继出台《电子病历应用管理规范（试行）》《基于电子病历的医院信息平台技术规范》等文件，旨在规范电子病历。2018 年，国家卫生健康委员会发布的《关于进一步推进以电子病历为核心的医疗机构信息化和建设工作的通知》指出，要重点发挥电子病历信息化作用，促进医疗管理水平提高和智慧医院发展，对电子病历数据质控提出了更高的要求。

我院依托医院信息系统，按照国家卫生健康委员会六级电子病历应用的核心要求，整合电子病历，以及实验室、医学影像和手术麻醉信息系统中的护理管理相关数据，构建并应用了护理电子病历智能质控系统；以多维度医疗知识库体系为依托，对护理电子病历应用的完整性、时效性、及时性、合规性进行同质化审核，实现护理电子病历信息全面质控，成为医院提升医疗质量与安全的有力工具。

一、建设之初存在的问题

1. 文书书写质量参差不齐

在临床应用中，由于护理人员素质及知识水平参差不齐及年龄结构、职称结构跨度较大等因素影响，易出现护理记录重点不突出、盲目地复制粘贴、病情与实际不相符、护理文书记录缺乏完整性及合理性等问题。

2. 人工质控耗时长

护理文书的质量控制还仅限于人工质控，院级文书质控的主要形式为定期下科进行抽查，重点抽检危重患者和一级护理患者的护理文书。目前临床基于三维质量模式的"要素质量—环节质量—终末质量"人工评价模式，已经很难实现对护理文书质量进行全面评价，由于护理记录具有连贯性、动态性及复杂性的特点，人工进行病历质控存在耗时、耗人、耗精力，且难以实现全流程和全面监控的问题。

3. 终末质控把控难

人工进行病历质控的方式受护理人员的资历、能力、班次、时间及抽检病历等因素的影响，且人工护理文书的质量检查方法属于终末质控，当发现问题时，错误已经形成，属于事后补救。事实证明，这样的查检方法已不能满足管理者和临床病历管理的要求。

4. 质控汇总分析慢

人工病历质控结束后，需要检查者手动统计分析，质控问题通过人工采集、分析、上报后才反馈到临床科室的事后管理模式，存在严重的信息滞后，影响解决问题的时效性。

二、建设过程

（一）中医护理病历智能质控系统的构建

1. 成立中医护理病历智能质控研究组

我院根据系统建设需求，从专业领域、临床工作年限、职称、学历等方面考虑，确定研究组成员。成员纳入标准：①中级及以上职称；②从事临床护理工作10年以上；③具有护理文书质控经验。研究组的主要任务：①初步制定质控规则；②专家函询；③统计、整理分析专家意见和建议；④与工程师联合开发文书质控模块，并负责系统测试、推广及培训。

2. 需求调研

了解国家及行业标准，在医院的工作制度及流程的基础上，研发团队制定访谈提纲，使用访谈法完成对全院临床需求的调研，确保我院中医护理病历智能质控系统能规范文书书写，提高临床服务质量，保证患者的安全。

3. 拟定智能质控框架

结合《电子病历系统功能应用水平分级评价方法及标准（2018版）》，研发团队初步拟定中医护理病历智能质控系统的框架为电子质控加人工质控相结合的三级架构体系框架（图3-6）。

4. 建立中医护理病历质控知识库

根据《电子病历应用管理规范（试行）》、国家中医药管理局《关于印发中医电子病历基本规范（试行）的通知》、《中医病历书写基本规范》、河南省卫生厅（现河南省卫生健康委员会）《医疗文书规范与管理》及《河南省医疗机构表格式护理文书书写规范（试行）》等文件要求，查阅电子护理文书质量管理办法、电子医疗病历质控模式及计算机质控系统的构建等相关文献，将中医护理电子病历书写规范与现行质控规则相结合，按照以下五个维度，即时效性、完整性、合理性、时序性、人工环节五个方面质控规则进行梳理，共制定389条质控规则。内容涵盖全院评估、记录、计划、告知等各类护理病历。经过专家函询，最终建立中医护理病历质控知识库。

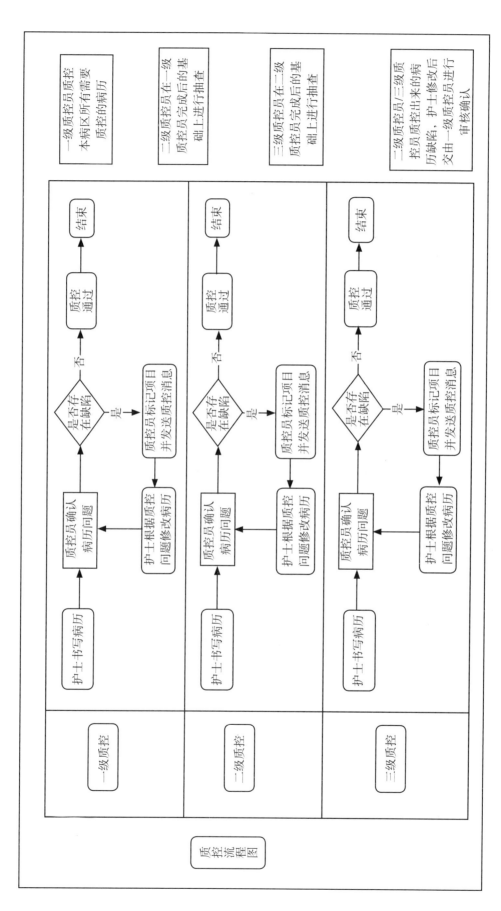

图3-6 中医护理病历智能质控系统—病历质控流程图

5. 搭建中医护理病历智能质控系统

以HIS系统为支撑平台，借助智能护理电子病历系统，将中医护理病历质控知识库提供给该系统开发工程师，软件工程师运用规则推理运算法、案例分析推算法、人工智能和大数据分析等多种算法，在计算机软件中通过标准化代码实现中医结构化护理电子病历质控系统的搭建，实现中医护理病历智能质控"系统过程质控"与"人工三级环节质控"的融合，进一步保障中医护理电子病历的书写质量。

6. 系统功能测试

护理部、护理信息组与软件工程师确认最终设计方案后，软件工程师完成系统开发，护理信息组进行系统的内部测试，并与研发团队人员反复讨论，对系统进行修改、完善。

7. 系统试运行

系统建立之初，在内科、外科、妇科、儿科等各专科内选择病区试点应用，依据试用意见，研发团队经过进一步研判，将试用问题转变为系统优化的需求，由护理信息组反馈到软件工程师处进行优化，优化后由护理信息组成员重新测试，测试通过后全院进行线上与线下的集中培训与考核，保障系统平稳落地。系统在全院上线后，软件工程师下沉各科室进行现场的强化培训及答疑解惑，通过不断的优化、升级完成系统的全院推广。

（二）中医护理病历智能质控系统的应用

1. 时效性

时效性是指在中医护理文书书写规范要求的时间内完成护理病历记录，对于没有按时完成的护理病历以消息方式推送提醒。

2. 完整性

完整性是指按照中医护理文书书写规范要求所记录的项目，存在漏项时进行系统智能把控，在保存时以消息方式提醒填写且以高亮文本底色的形式，提示完成填写后才能保存。

3. 合理性质控

通过设置质控项、互斥词和互补词的形式，要求文书内容及护理病历种类须与医嘱内容吻合。系统以医嘱信息为核查依据，互斥词表示有悖信息的护理文书内容，文书中出现互斥词时，系统将不允许保存；信息提示内容包括文书中的质控项以及出现的互斥词，并将互斥词用异色标注，便于操作护士即时查检。

4. 时序性质控

时序设置满足在书写病历时，按照患者病程记录依据需要完成的先后顺序书写记录，并且支持并行多个病历书写。记录者打开病历书写第一个内容时，系统给予按照时序质控顺序书写病历的文字提醒，同时显示详细的流程指引图。如新入院患者首先需依次完成入院评估单、护理记录单、体温单、跌倒/坠床风险评估单、压疮风险评估单、导管滑脱风险评估单，其中后三份记录单为并行记录。

5. 环节质控

系统以人员参与式为实施原则，以电子系统为载体开展环节质控。系统采用三级质控结构，以入院、术前、术后、输血、危急值、死亡、抢救等重点内容为环节质控点，各级质控环节在本级权限内可对全院、本病区、分管病历进行自查与质控管理。其中三级质控环节、二级质控环节分别可查看全院、本病区各质控点病历出现的缺陷，以及对护理文书中的描述性记录内容进行查检，发现问题后可向文书书写护士发送信息提醒；一级质控环节即文书书写护士打开病历系统即可收到信息提醒，修改后保存并提交病历书写内容，形成文书质控的闭环管理（图3-7）。

三、亮点分享

1. 实现传统人工终末质控向系统智能、过程质控的转变

智能质控系统充分运用中医护理病历质控知识库，将护理文书传统人工质控方式转变为计算机系统自动全面实时监控和专家后台人工质控相结合的方式。

新的质控方式即计算机对中医护理电子病历的时效性、完整性、合理性、时序性进行自动监控记录，而中医护理电子病历记录的连贯性、内涵质量则由质控专家人工判定。全程实时监控的方法包括预警提醒、事中监督和事后检查，通过对文书设定相应的事前提醒时限及相关项目内容等，使质控关口前移，督促护士按时、按要求完成书写，提高及时性和完整性。事中除系统过程拦截把控外，另有科室、科系、院级三级人工质控模式，针对发生的问题跟进、提醒修改。事后则依据评价标准和要求进行评分，计算机查检的时效性、完整性、合理性、时序性项目由系统进行自动评分，人工查检的问题由系统根据质控的评价标准自动划定分值，实现护理文书质控评价"人工与系统"的综合客观评价。中医护理病历智能质控系统的应用，真正提高了护理文书的书写质量。

2. 提高护理病历质控效率

中医护理病历智能质控系统的构建，基于数据平台集成技术，采用规则引擎自动定时启动质控，全方位、全程对护理文书质量进行监控，质控覆盖治疗、护理全流程，达到应检尽检、应查尽查，降低了人工质控时存在的抽查偶发概率，提高了护理文书书写的质量；同时大大减少了护士在人工查检病历完整性、时效

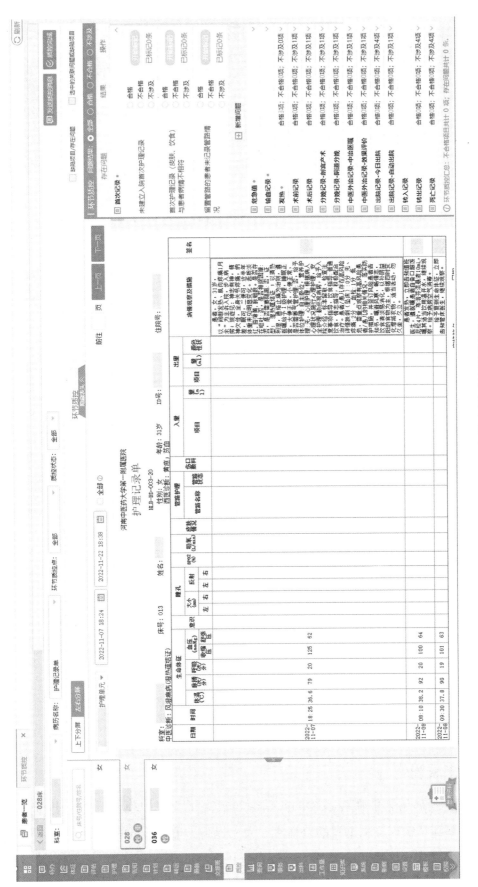

图 3-7 电子病历系统环节质控

性上所耗费的时间和人力，提高了护士工作效率，护士对智能质控的满意度明显高于人工质控。

3. 实现护理病历质控的闭环管理

质控员在系统中录入检查问题，系统即可通过数据共享，根据预先设定的规则实时推送给书写该病历的责任护士。不仅责任护士本人能够更直观地知晓自己的问题所在，各层级护理管理者也能够及时、动态、准确地掌握分管病区的护理文书书写的质量，针对具体问题进行及时的指导、评价，实现护理文书书写过程的实时质控。每次质控工作都是一个"闭环"流程，这可以改进工作中尚未达标的问题，系统持续待办提醒，规避了由于工作繁忙造成的遗漏。

4. 实现数据的智能分析

系统智能汇总中医护理电子病历书写及质控中存在的问题，支持按照缺陷病历名称、缺陷病历护士、质控维度、质控层级、质控病区等多维度的统计分析，解决了人工数据汇总慢、分析结果呈现难的问题，为中医护理电子病历书写质量的管理提供有效的数据支撑（图3-8）。

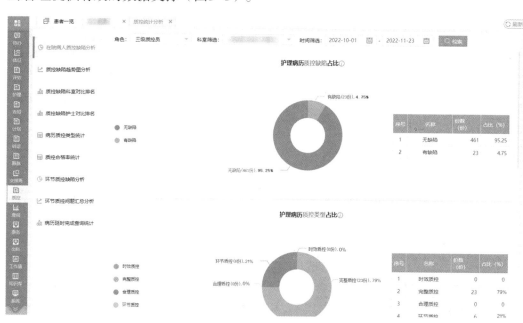

图3-8　中医护理电子病历智能质控系统统计分析

四、未来展望

中医护理病历智能质控系统的应用明显提高了我院护理电子病历书写的质量，有效提高了护理文书书写的合格率，大大提高了护理人员的工作效率。

目前我院的中医护理病历智能质控系统仍在持续优化和完善，我院将结合智慧医疗努力打造贴合临床实际工作需要的中医护理病历智能质控系统，建立相对统一的科学管理体系和评价指标，在实现按时间节点监控、按内容要求监控、按格式规范监控上持续探索。做好系统的普适性、兼容性、可拓展性等方面，是提升电子护理病历质量控制的真实性、科学性和有效性的有效措施。

第四节　健康教育信息化建设

《"健康中国2030"规划纲要》明确指出，要强化高危个体健康生活方式指导及干预，普及健康科学知识，利用新媒体拓展健康教育。住院患者健康教育是有计划地应用循证的教学原理与技术，为住院患者提供获取科学的健康知识、树立健康观念、掌握健康技能的机会，帮助他们做出有益健康的决定和有效且成功地执行有益健康生活行为方式的过程，主要为告知患者在入院时、住院中和出院前三个阶段参与医疗服务过程并做出医疗服务决策时所需知晓的全部信息，是护理工作的重要内容。

健康教育内容应包括教育时间、地点、参加人员，以及教育内容、形式、方法、进度、实施情况和效果评价。由于涉及流程节点多、知识面广，医院急需建立自己的健康教育知识库，利用信息化手段和平台开展健康教育服务，这有利于提高工作效率，提高患者健康教育的普及率、达标率，并能在同等资源下创造更大的价值。随着信息化技术的不断发展及移动互联网设备的普及，我院按照电子病历评审六级标准建设健康教育数据库，实现医护共享与数据互联互通，形成我院的健康教育智能化管理模式。

一、建设之初存在的问题

临床传统健康教育的形式主要包括口头宣教、书面宣教、专题讲座等，利用印刷资料、视听教材、微信公众号推文及宣传栏等工具开展健康教育。护士主要通过床旁宣讲的方式告诉患者需要掌握的饮食、用药、康复等健康教育相关知识。

1. 健康宣教内容不统一

受护士专业知识、沟通及表达能力影响，传统的健康教育方式很难实现对患者的宣教内容的同质化表达，进而导致患者理解片面或不理解，进而影响患者住院期间的满意度。

2. 健康宣教模式单一

传统健康教育的形式缺乏规范化、标准化、人性化、个性化，不能满足个性化需求。

3. 患者接受知识的能力不一致

受患者文化层次、认知能力、学习能力等方面的影响，患者对健康教育宣教的内容接受程度不一致。

4. 护士工作效率被降低

患者及其家属配合操作的执行能力存在偏差，导致有时同一项宣教内容需要护士反复沟通，极大影响护士的工作效率。

二、建设过程

我院进行标准化护理路径下的健康教育系统建设，旨在构建护理健康教育知识库并实现知识共享，达成健康教育内容的一致性及同质化输出，提升各层级护士获取各学科临床专业知识和应用知识的能力，提升护理健康宣教的质量与效率，完善中医护理文书记录。我院秉承数据互联互通的理念，搭建基于辨证施护理念的完整性、连续性健康教育闭环管理体系，该管理体系覆盖患者入院至出院的全过程，内容涵盖"建立健康教育知识库""健康教育推送""护士宣教患者评价"。护理健康教育闭环管理系统实现了与HIS系统、中医护理电子病历系统、瑞美临床管理系统、床旁交互系统等相关联，可一键触发结构化健康宣教模板内容，可实现系统智能推送、拓展阅读形式、智能提醒、患者一键评价、自动回传等功能，保障宣教内容及时获取。通过患者端的效果评价，医护人员可确认其阅读情况及掌握程度，这些可以辅助决策护士再次宣教和床旁宣教，提升患者健康教育普及率及达标率。

（一）建立健康教育知识库

系统健康教育知识库包括中医辨证施护—个性化健康宣教知识库、风险宣教知识库、通用健康宣教知识库。

1. 中医辨证施护—个性化健康宣教知识库

该知识库利用本体、知识图谱、后结构化等人工智能技术，建立辨证施护—医学术语本体和疾病知识图谱，形成智能化健康宣教引擎体系，使系统能够通过一个或多个关键字对健康知识数据库的信息进行检索，实现系统健康教育的个性化智能推送，使患者获得最需要的健康知识。知识库基本内容主要围绕辨证施药、辨证施食、辨证施教（辨证起居、情志护理、康复功能锻炼）、辨证施养、检查、检验等方面，覆盖内科、外科、妇科、儿科等各科室（表3-1、表3-2）。

表3-1　肺胀疾病宣教中的辨证施药、辨证施食、辨证施教

中医诊断	证型	证候要点	辨证施药	辨证施食	辨证施教——辨证起居
肺胀	肺脾气虚证	咳嗽，喘息，气短，动则加重；神疲、乏力或自汗；恶风，易感冒；纳呆或食少；胃脘胀满或腹胀或便溏；舌体胖大或有齿痕，舌苔薄白或腻	中药宜温服	宜食健脾补肺的食品，如山药、百合、薏苡仁、核桃、胡萝卜、鸡肉等	病室宜偏温，注意防寒保暖
	肺肾气虚证	喘息，气短，动则加重；乏力或自汗，易感冒，恶风；腰膝酸软，耳鸣，头昏或面目虚浮；小便频数、夜尿多，或咳而遗尿；舌质淡、舌苔白	中药宜温服	宜食补益肺气、肾气的食品，如枸杞子、黑芝麻、核桃、木耳、山药、杏仁、桂圆、牛肉、猪心、羊肉等	病室宜偏温，注意防寒保暖
	肺肾气阴两虚证	喘息，气短，动则加重；自汗或乏力；易感冒；腰膝酸软，耳鸣，头昏或头晕；干咳或少痰、咳嗽不爽；盗汗；手足心热；舌质淡或红、舌苔薄少或花剥	中药宜温服	宜食益气养阴的食品，如莲子、牛乳、蛋类、百合、莲子、荸荠、鲜藕、雪梨、银耳、老鸭等	病室宜偏温凉
	痰浊阻肺证	胸膺满闷，短气喘息，稍劳即著，咳嗽痰多、色白黏腻或呈泡沫状；畏风易汗，脘痞纳少，倦怠乏力；舌暗、苔薄腻或浊腻，脉滑	中药宜温服	宜食燥湿化痰、宣降肺气的食品，如百合、莲藕、苦瓜、小米等	病室宜偏温，避免潮湿，注意防寒保暖
	痰热壅肺证	咳嗽，喘息气急，胸闷，痰多痰黄或白黏，发热，便秘，舌质红，舌苔黄或黄腻，脉数或滑数	中药宜温凉服	宜食清肺化痰、降逆平喘的食品，如百合、莲子、梨等	病室宜偏温，避免潮湿，注意防寒保暖
	风寒内饮证	咳逆喘满不得卧，气短气急，咯痰白稀，呈泡沫状，胸部膨满，恶寒，周身酸楚，或口干不欲饮，面色青黯，舌体胖大，舌质暗淡，舌苔白滑，脉浮紧	中药宜热服，佐以热粥，以助汗出	宜食温肺散寒、降逆涤痰的食品，如核桃、陈皮、生姜、杏仁等	病室宜偏温，注意防寒保暖

表3-2　肺胀疾病宣教中的辨证施术、辨证施教、辨证施养

中医诊断	症状	辨证施术	穴位	辨证施教		辨证施养
				情志护理	康复功能锻炼	养生操
肺胀	咳嗽、咳痰	耳穴贴压	肺、气管、神门、皮质下	（1）责任护士多与患者沟通，了解其心理状态，及时予以心理疏导。（2）适当运动，可采用音乐欣赏、书法绘画等修身养性的方法。（3）鼓励家属多陪伴患者，给予患者情感支持	（1）腹式呼吸，缩唇呼吸训练。（2）呼吸肌力，肌耐力训练。（3）有氧运动。（4）肢体柔韧及平衡能力训练。	（1）可适当参加锻炼，如呼吸导引操、太极拳、八段锦、散步等，以增强体质。（2）自我按摩保健穴位，耐寒训练等
		拔火罐	大椎、定喘、肺俞、风门、膏肓			
		穴位按摩	先按揉肩颈部和背部，再顺时针方向指揉肺俞、天突、膻中、中府、丰隆等穴			
		艾灸	风寒内饮患者可进行益肺灸，或雷火灸			
		刮痧	大椎、至阳穴，刮拭督脉，刮拭背部两侧膀胱经			
		中药离子导入	背部湿啰音最明显处			
		雾化吸入	/			
	喘息、气短	穴位贴敷	大椎、定喘、肺俞、脾俞、天突			
		耳穴贴压	交感、心、胸、肺、皮质下、定喘			
		穴位按摩	列缺、内关、气海、关元、足三里			
		艾灸	大椎、肺俞、命门、足三里、三阴交、气海			
		穴位埋线	膻中、膏肓、肺俞、肾俞、气海、关元、足三里			
	自汗、盗汗	耳穴贴压	交感、肺、内分泌、肾上腺			
		穴位贴敷	神阙			
	腹胀、纳呆	穴位贴敷	中脘、气海、关元、神阙			
		耳穴贴压	脾、胃、三焦、胰、交感、神门			
		穴位按摩	中脘、足三里			
		艾灸	中脘、足三里			
		中药熨烫	腹部			

2. 风险宣教知识库

通过查询卫生行业标准、团体标准、临床照护分类系统等，基于医院信息平台构建风险宣教知识库。内容涵盖疼痛、跌倒/坠床、压力性损伤、深静脉血栓、烫伤、营养等风险宣教，宣教措施可一键点选，系统自动推送。

3. 通用健康宣教知识库

护理部将通用健康教育项目内容输入系统内，项目内容包括入院宣教、检验

检查、出院评估与指导等，使共性宣教内容"一次维护，全院共享"，无须各科再次录入。如"入院宣教"，内容涵盖医院概况、住院须知、安全指导、环境设施、作息制度、探陪制度等，该内容需在电脑端口进行维护，全院即可同步共享。

（二）健康教育推送

患者入科后，关注微信公众号，系统即可关联健康教育知识库，根据医嘱和中医护理电子病历评估项目的评分结果自动推送健康教育内容；护理人员亦可手动添加健康宣教内容，系统识别后自动推送相关内容至患者手机端护患通、床旁暖屏端护患通。患者端将实时接收到以文字、图片、视频等形式推送的需关注的健康宣教消息提醒。

1. 关联医嘱由系统自动推送

医生开立医嘱，如"肝、胆、脾、胰彩超"，电脑端健康教育记录模块自动生成彩超检查相关宣教内容，同时患者手机端护患通或暖屏端护患通自动接收彩超宣教，内容包括彩超检查的地点、注意事项等。

2. 关联中医护理电子病历由系统自动判定推送

护士根据患者的实际病情进行风险评估，如跌倒/坠床评估等，若评估结果为患者存在跌倒/坠床风险，系统将自动推送跌倒/坠床相关的详细宣教内容至患者端。

3. 护士手动推送

护士可根据患者的病情变化情况，随时在电脑端、PDA端手动增加健康宣教项目并进行推送。如护士巡视病房时发现患者出现腹痛，可及时使用PDA对患者进行疼痛评估并进行疼痛宣教，同时推送宣教内容至患者端，方便其反复查看。

（三）护士宣教，患者评价

1. 护士宣教

宣教内容通过系统同步推送至患者手机端护患通或暖屏端护患通后，护士至患者床旁，借助手机或暖屏对患者进行一对一宣教。如护士评估患者存在跌倒/坠床风险，系统推送跌倒/坠床宣教至护患通，护士至患者床旁点开暖屏端护患通，告知患者相关的预防措施并进行安全指导。

2. 患者评价宣教效果

患者根据护士宣教的内容、形式、效果进行实时评价，系统支持患者在手机端或暖屏端护患通逐一点选或一键全选进行星级满意度评价，同时点选"我不知晓""部分知晓""我已知晓"来反馈宣教效果。

3. 评价结果自动回传至电脑端

秉承"一次操作、联动记录"理念，在护理文书记录方面，护士无须再回到护士站填写健康宣教效果评价结果，患者只需在手机端或暖屏端护患通对宣教内容进行评价，评价结果即可自动回传至电脑端健康教育记录模块。如患者对健康宣教效果评价结果为"部分知晓"或"我不知晓"，系统将智能待办提醒护士再次进行宣教，护士手动增加再次宣教，系统推送至患者端，直至患者完全知晓宣教内容，形成宣教闭环管理（图3-9）。

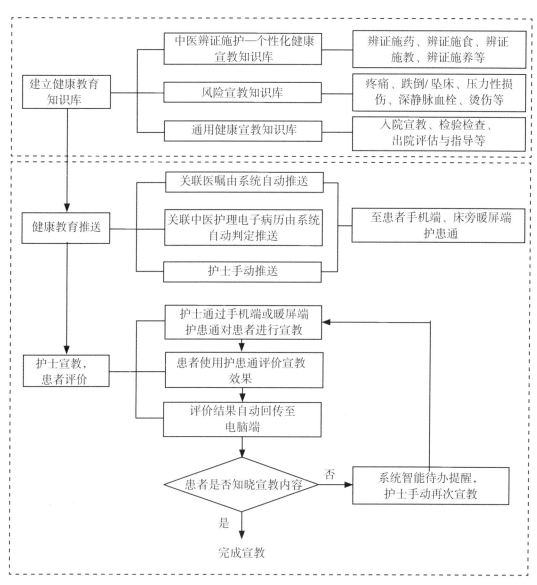

图3-9 健康教育建设流程

三、亮点分享

1. 实现了同质化的健康宣教

健康教育知识库的内容和形式贯穿患者入院至出院的所有环节，健康教育辅助决策支持系统实现了系统之间的联动和数据互通，全院知识库共享使宣教内容标准统一且更加规范，有效提高了医护宣教同质化水平。

2. 实现数据自动化传输

系统秉承"一次操作、联动记录"理念，实现数据自动化传输。在护理文书记录方面，护士无须返回护士站填写健康宣教内容，只需在护患通点击"宣教"项目，电脑端即可自动完成相应的健康教育记录，从而减轻护士的工作量。

3. 健康宣教个性化且多模式

系统根据医嘱、诊断、证型、检验检查、风险评估等内容，智能推送相应的健康宣教内容至患者手机端、暖屏端护患通，宣教推送实时快速；宣教方式包括文字、图片、视频、网页等，宣教内容具有针对性；患者可及时获取并查看相关宣教内容，并实时进行评价（图3-10）。

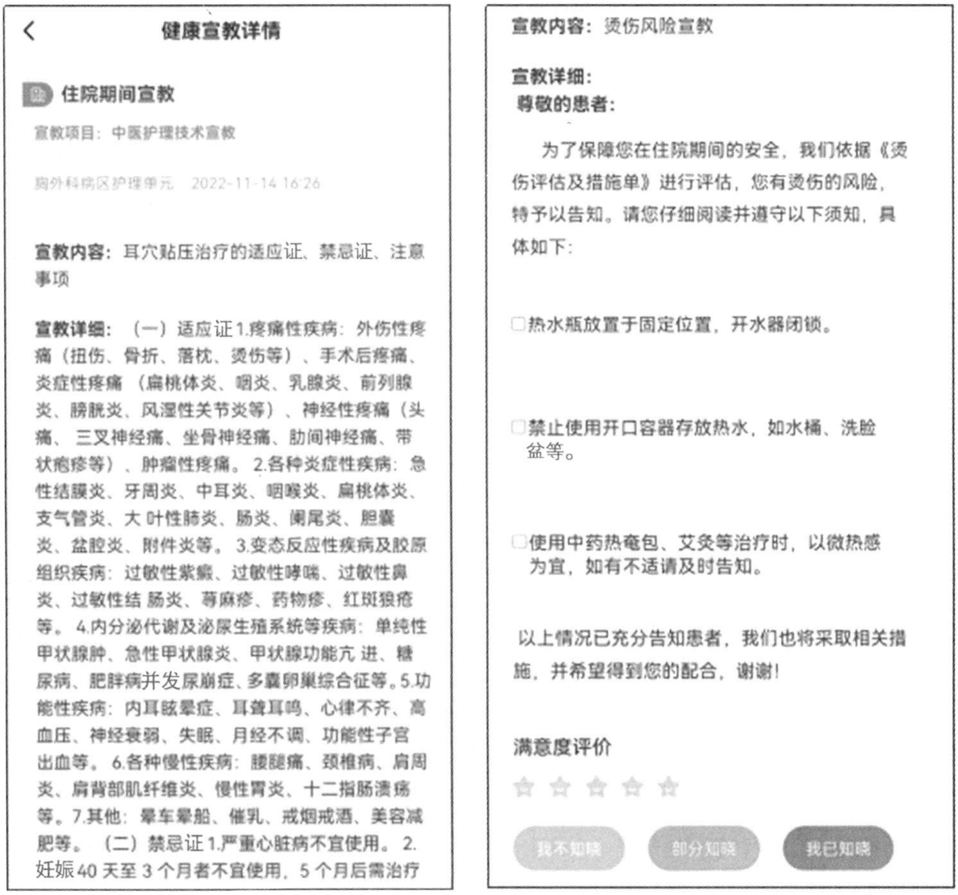

图3-10 护患通健康宣教

四、未来展望

中医辨证施护—个性化健康宣教知识库的构建及应用，提高了护理人员的辨证施护能力，更好地指引护士对患者进行针对性的、有中医特色的健康宣教，提高了患者对自身疾病的认识程度，增加了其对治疗的依从性、配合度，显著提高了患者的生活质量和护士的工作效率及护理质量。

目前我院中医辨证宣教的健康教育体系已平稳运行，关于门诊患者健康教育及出院患者跟踪随访等方面的功能有待进一步开发和完善。全流程健康宣教的管理，对健康科学知识普及与居家康复具有重大意义。未来，我们将投入更多的技术支持，紧跟信息化发展的步伐，紧抓护理信息化发展机遇，在护理工作的重要内容之一——健康教育的方式和方法上不遗余力、持续探索，设计并实施一套贯穿生命全周期的健康教育方式。

第五节　基于临床任务导向的智慧可视化系统的构建与应用

智慧护理是在护理数字化即护理信息化业务流程全覆盖的基础上，护理人员需要通过信息系统进行信息的传递和业务的协作；旨在运用互联网、物联网、云计算及人工智能等信息化手段，实现护理信息全面感知、智慧处理、医护协同、个性化服务，实现护理服务与护理管理的无纸化、无线化、移动化、智能化、无错化和个性化，最终实现改进护理流程、重塑护理模式、提高服务效率、提升护理精细化管理水平的目标。

护理信息系统界面可视化是指界面更加直观，色块、图形的视觉识别可视，业务流程如手术闭环管理进程直观可视，业务操作方式和结果可视，利用商业智能（Business Intelligence，BI）技术实现数据智能分析展现的多元可视。护理可视化技术应用是指利用三维（Three Dimensions，3D）技术、地理信息系统（Geographic Information System，GIS）、虚拟现实（Virtual Reality，VR）技术、增强现实（Augmented Reality，AR）技术、混合现实（Mixed Realilty，MR）技术，以及基于第五代移动通信技术（5G）的远程视频技术，实现护理服务环境、护理操作、护理教学的可视化；同时基于信息平台技术，实现护理服务配置、护理流程配置的可视化和系统应用监控的可视化。

我院响应国家相关政策，积极推进智慧护理信息系统建设，并结合临床护理工作中的问题推出基于任务导向的智慧可视化系统，实现了临床护理工作中相关工作任务如待评估、待巡视、待记录、待宣教、待质控等的智能化提醒与追踪，大大节省了护士非医工作时间，减少了巡视延迟、书写延迟、记录漏项等护理缺陷的发生，保证临床护理工作的有序推进及护理安全。

一、建设之初存在的问题

随着电子护理病历的普及和常态化应用，电子护理病历在书写、保存、运行等方式上较传统的纸质病历有很大的优越性，但随着现在医学的快速发展和医疗护理技术的不断扩展和延伸，目前运行的电子护理病历系统已经不能满足现在医疗护理的需要，存在突出问题。

1. 护理任务时效性差

临床护士兼任多项工作，一个班次需要评估、记录、执行、宣教、应急处置等工作，各项工作都有时间节点，临床护士难以保障每项工作都能在要求的时间节点完成。

2. 护理任务处理流程复杂

护士系统处理病区事务常需多系统核查，以防止遗漏未处理的事项，这导致临床护理工作效率低。

3. 手工记录护理任务问题多

护士需要依靠随身携带的便利贴、记录本手工记录任务项目，但手工记录容易出现遗漏、不及时、信息不准确或出错，从而影响护理任务的及时性和护理记录的完整性。

二、建设过程

（一）基于临床任务导向的智慧可视化系统的设计

1. 组建多学科专业团队

团队由护理信息组、信息科及软件公司的软件设计工程师组等组成。护理信息组做前期需求调研，负责前期讨论测试、需求的落实、后期推广培训与持续优化；同时，信息科和软件公司指定此项目的专职工程师全程参与，各科室设信息联络员，负责科室信息系统需求的收集、培训、问题的发掘和上报等。

2. 需求调研

学习国家标准、行业标准、工作制度、流程等，调研临床需求，分析信息系统开发的可能性，以提高临床工作效率，减轻医护人员的工作负担，保证患者安全为目的。

3. 系统设计

该系统与HIS、EMRS、LIS、MCS及AIMS多系统互联互通，医生开立医嘱后，基于临床任务导向的智慧可视化系统会自动给该工作的下个节点的负责人员发送待办事项处理信息，实现信息的智能传送。

4. 数据导入

参考电子护理病历书写规范、医院护理文书质量检查标准、文献等，制定电子护理文书待办体系。以该质量指标体系为标准，对电子护理文书中的时效性内容进行程序自动监控、智能提醒；把标准化、规范化的质控规则同步到电子护理文书实时质控系统。根据护理文书质控规则设置（待测体征、待巡视、待质控、待修改、待评估、待告知、待记录、待宣教）频次，与PDA巡视待办事项互联互通，智能提醒。

5. 系统功能测试

由护理部、护理信息组、信息科与软件设计工程师确认最终设计方案后，护理信息组进行系统的内部测试，并与项目组人员反复讨论，对系统进行修改、完善。

6. 系统试运行

系统建立之初，在外科、内科、危重症科、门急诊科各大科内选择病区试点应用，并反复讨论，对程序进行修改、完善。系统测试完成后，在全院推广应用。

（二）基于临床任务导向的智慧可视化系统的临床应用

经过前期护理信息组对临床护理工作的调研，确定基于临床任务导向的智慧可视化系统中的项目，包括待测体征、待巡视、待质控、待修改、待评估、待告知、待记录、待宣教及自定义待办事项9个板块。提供各项需要书写、巡视、评估的项目内容快速录入的入口，移动护理端可同步录入及查看。实现一点录入，多点共享。

1. 待测体征

待测体征列表中显示当天需要录入体温的患者信息，提醒内容包括需测量体征项目，特殊患者如新入院患者、发热患者等需加测的时间点。各科室可根据科室的特点制定测量的项目。

2. 待巡视

根据护理分级制度制定护理巡视规则。分级护理制度是指患者在住院期间，医护人员根据患者的病情和（或）自理能力进行评定而确定的护理级别。分级护理分为四个级别：特级护理、一级护理、二级护理和三级护理。特级护理及一级护理每1小时巡视一次，二级护理每2小时巡视一次，三级护理每3小时巡视一次。护士需在规定时间内对患者进行巡视。在所需巡视的时间内，待巡视选项会展示本病区需要巡视的患者信息列表。待巡视界面会提前10分钟进行智能提醒，如果提前进行了巡视，下次巡视提醒会以当前时间重新计算间隔时间。

输液巡视自动对正在进行大于200 mL静脉输液的患者进行提示，按照巡视间隔，每隔40分钟进行提醒。在上一次巡视前后15分钟内巡视都视为已巡视，待巡视模块里会显示下一个时间节点需要巡视的患者名单，移动护理端同步，方便护士查看；同时更换液体、发放口服药物、做相关治疗等扫描患者腕带点击医嘱执行的操作都视为巡视。目前管路相关的医嘱也已纳入巡视范围内，如果患者携带中心静脉导管、胃管、尿管等管路，护士在进行巡视的同时需查看患者的管路是否通畅，从而降低非计划拔管率。

系统上线前根据临床需求收集患者在巡视时可能出现的情况，汇总并确认巡视状态为正常、外出检查、外出治疗、手术、未告知外出等，护士在巡视时按实际情况点选相应的巡视内容即可（图3-11）。

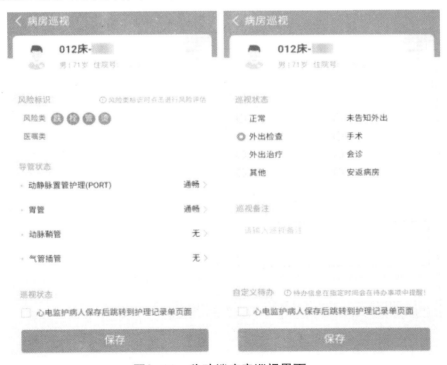

图3-11 移动端病房巡视界面

3. 待质控

根据护理文书书写规范及医院护理文书小组制定的相关护理文书书写规则，按时效性和完整性进行两方面的质控。科室文书质控员进行一级质控，护理文书小组进行二级质控，护理部进行三级质控。待质控模块中可显示一级质控中需质控的文书条数，质控完成时相对应的质控条数会去除。

4. 待修改

质控完毕标注存在问题和需修改的项目，该问题负责人登录系统后会收到待修改提醒，仅病区负责人和问题负责人能看到此提醒，修改完成后，对应修改项目会去除。

5. 待评估

根据系统上线的所有的评估表单中统计的试用人群、评估时间及评估频次，提示当前需要进行评估的患者。每次对患者进行评估并记录后，根据风险评估结果，智能系统会判断下次评估时机，系统会自动按照评估规则提醒再次评估。如果提前进行了评估，系统则会根据最近的评估时间重新计算需再次进行评估的时间并进行提醒。

6. 待告知

在患者入院及发生病情变化时，对风险评估表中出现中高风险的评估项，系统会根据所需告知的项目提示风险告知书的建立，如未建立会在待告知选项中展示出患者所需告知的项目。

7. 待记录

在待录入的护理记录中，根据系统制定的规则需求，智能提醒需要录入护理记录单的患者信息列表，并告知未录入的具体信息，如按医嘱时间录入心电监护生命体征等。

8. 待宣教

待宣教模块中，系统上线的健康宣教单按照前期制定的规则进行健康宣教提醒。根据健康宣教单中不同的分类，从入院当天开始，如果未进行填写，待宣教页面中就会自动提醒。术前术后健康宣教单则会根据HIS系统中手术医嘱时间进行判断，在待办系统中提醒护士记录。患者出院前一天及出院当天，根据HIS系统中医生出院医嘱的下达时间，系统自动判断是否录入出院宣教，如果未录入，系统则提示在健康教育计划实施单中填写出院宣教内容。

9. 自定义待办事项

自定义待办事项模块，实现巡视闭环中特殊事件班对班的实时交接，即护士

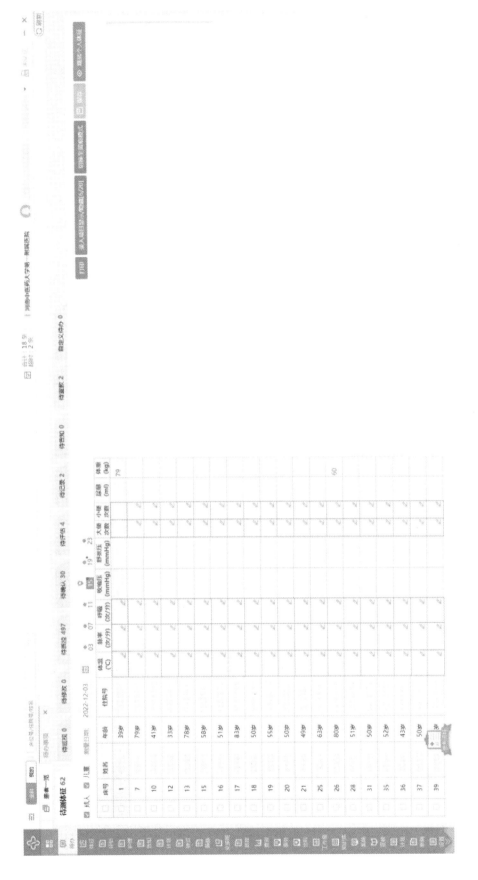

图3-12 基于临床任务导向与智慧可视化系统展示示界面（待测体征提醒）

在巡视中发现患者需特殊关注某项事件，可编辑需注意事项，指定发给下个班次的护士，提醒其多多关注，下个班次的护士登录系统即可收到需关注事项提醒，此智能提醒功能以患者为中心，保障了患者安全，提升了患者满意度。图3-12为待测体征提醒界面。

三、亮点分享

1. 护士方面

基于临床任务导向的智慧可视化系统对护理工作整体时效性的提醒，提高了护理人员临床工作的条理性和效率，同时也保障了护理文书的及时性、完整性。

2. 护理管理者方面

智能待办系统为上级主管部门系统考评各科室、各时间段、各类问题的质量情况提供有效依据，实现医院对电子护理文书质量的动态化监控、常态化管理。

3. 医院方面

基于临床任务导向的智慧可视化系统的研发，立足临床护士需求，可实现护士任务集成可视化，提升护理信息化水平，创新护理工作模式，提高医院管理水平和医院的综合竞争力。

四、未来展望

基于临床任务导向的智慧可视化系统，实现了把各个零散的业务系统集成到统一的平台中进行处理，解决了护士多模块查询核对及手工记录待办事项的问题，同时能实时显示待办事项。该系统实现了多系统待办事项信息集成，整合了系统资源，提高了护士工作的时效性和促进工作完整性。但是该系统仍有拓展优化的余地，依据电子病历系统应用水平分级，集成医院应用系统，实现统一待办、关键指标应用、提供个性化定制、资源的统一授权管理，充分借用信息化手段高效完成工作是我们努力的方向。

案例一

护理信息化建设经验分享——打通临床需求与工程师的"最后半公里"

《全国医疗卫生服务体系规划纲要（2015—2020年）》《全国护理事业发展规划（2021—2025年）》《关于促进护理服务业改革与发展的指导意见》中提出，大力推进护理信息化建设，创新优化护理流程和创新护理服务模式，解决临床实际护理问题，提高护理服务的效率和质量，减轻护士工作负荷，实现护理质量持续改进、护理管理科学化与精细化。

护理信息化建设作为医院信息化发展的一个重要分支，日益受到关注。2019年，我院护理信息组正式成立，在打造智慧护理、推进医院信息化建设中发挥着承上启下的作用。智慧护理建设内容涉及电子化护理病历、护理管理、PDA的使用等，涉及临床护理各个环节；旨在改变手工转抄、人工记录等方式，取而代之以人工智能、大数据分析，实现无纸化、系统化和标准化管理。

如何将临床的需求转变为工程师的代码，成为护理信息化建设中遇到的一个难题。谁更了解临床需求？如何才能让软件使用起来更加贴合临床？为解决这些问题，我院以熟悉临床需求为主线进行摸索，最终成立护理信息组，充分地发挥其信息管理、协调作用。护理信息组作为临床科室与软件工程师组之间沟通的桥梁，打通了临床需求与工程师之间的"最后半公里"，让系统更好地服务于临床；同时医院护理部对临床科室成员实施分级管理，各科室设置信息联络员，促进信息交流与更新，实现护理信息海量数据的深度挖掘和有序整合，这提高了护理工作效率与工作质量，促进了管理创新，提升了护理管理决策的科学性，进一步保证了患者安全。

一、案例名称

以中医护理电子病历系统——基于任务导向的智慧可视化模块建设历程为例。

二、实施步骤

Step 1 问题提出——临床科室

护士的日常工作从输入个人工号和密码开始，登录中医护理电子病历系统（电脑端/PDA端），进行护理文件的书写、病房巡视、病历质控等。虽然护士经常使用"小本本"、人工"小闹钟"等提醒自己进行当日的工作，但仍会出现评估不及时、反复查找病历进行评估、遗漏等现象。如何让初次评估、复评不再遗漏？如何快捷、及时、全面、精准地进行评估？系统提醒能否代替"小本本""小闹钟"呢？

Step 2 问题转化——护理信息组

1. 问题清单

护理信息组采取线上线下相结合的方式，以科室为单位，以科室信息联络员为媒介，由专人进行临床问题的收集，并进行组内讨论、筛选、汇总，拟定初步问题清单。问题清单是列举出需要解决的问题或预期将要面临的问题，并按照可行性、重要性、迫切性进行优先级排序，是问题前瞻式管理思维与清单式管理手段的有效结合。同时，问题清单要素遵循简单、可测量、高效的原则，简明扼要地把主要步骤用精练、简洁的专业用语列出来，具有计划性、调控性、指引性的特点，以期对护士起到提示作用。

2. 标准化、规范化流程再造

基于临床角度，护理信息组查阅《电子病历基本数据集》《中医临床护理信息基本数据集》等标准及规范等，重新梳理各类评估表单的数据子集及评估时机与时效，并咨询护理专家意见，按照迫切性、实用性、可行性将问题清单进行规范化二次整理。

3. 问题转换为需求

根据标准化和规范化后的问题清单，与需求工程师反复沟通、讨论，将问题逐一转化为相应的需求。

4. 设计需求实现形式和确认原型图

护理信息组与设计工程师一起确定需求向形式转换的原型图。基于实用性、稳健性、普适性、逻辑性、验证性和适宜性的原则，结合具体临床需求，以合适的理论模式为指引，在多方协作下，设计满足临床需求的个性化信息程序，智能待办提醒模块最终确定以"待巡视、待修改、待质控、待评估、待记录、待告知、待宣教"等为需求的实现形式。以"待评估"为例，将跌倒/坠床评估、管路滑脱评估、生活能力评估、疼痛评估、烫伤评估、营养评估、压力性损伤评估、深静脉血栓评估、入院评估、转入评估等纳入"待评估"模块，系统设置相应的待办提醒规则，以列表展示形式进行智能提醒，提醒内容包括需及时评估及未及时评估的患者床号、患者姓名、评估单类型、评估日期、评估时机（入院、术前、术后、转入后、出院、病情变化、每周等）、患者存在的低中高风险等。

Step 3 落地实施——软件工程师、护理信息组

1. 工程师研发、测试

根据需求列表和设计的原型图，护理信息组和软件工程师对需求原型进行优先级排序，确认开发时序。研发工程师结合实际情况进行系统开发，贯通各个关键节点；测试工程师进行系统测试，发现问题进行反馈，再由研发工程师进行系统优化。

2. 护理信息组测试

系统由工程师测试完毕后交付护理信息组测试。护理信息组如发现系统存在问题，则反馈给研发工程师进行优化后再次测试，直至系统功能正常；如测试系统功能正常，则与实施工程师共同对试点科室进行现场培训并考核。

3. 临床试点科室试用

试点科室考核合格后，开始试用系统。在系统试用期间，如发现系统存在问题，则以科室为单位将问题反馈至护理信息组，护理信息组讨论、确认后反馈至工程师进行系统优化、测试（床位<800张，建议采用全院统一上线；床位>800张，建议采用分步骤上线）。

4. 全院培训，系统上线

试点科室试用通过后，由护理信息组与实施工程师共同对全院临床科室逐一进行现场培训，包括系统的使用方法及功能等，并进行"线下+线上"考核，确保护理人员正确使用系统。

Step 4 持续优化

系统上线初期，护理信息组与实施工程师分区域进行线下走访巡查，收集系统使用期间需优化的问题；同时，临床科室信息联络员以科室为单位集中将问题反馈至护理信息组，护理信息组再次对信息进行整理，与软件工程师沟通、讨论，确认需求的实现形式及内容，提交工程师进行优化、测试、上线，系统根据临床需求不断迭代更新，以期更好地满足临床工作需要。

三、流程图

系统设计流程见图3-13。

四、案例总结

本案例从临床科室提出碎片化问题、护理信息组转化问题为需求、软件工程师设计-研发-测试系统、护理信息组测试系统并反馈、临床试点科室试用系统并反馈、系统持续优化、不断迭代更新等方面，阐述了护理信息组打通临床需求与工程师的"最后半公里"的过程，形成一个固化的路径，并实现闭环管理。对问题转化进行过程把控，以临床需求为导向，对问题进行层层筛选，反复沟通，确认需求，持续优化系统智能待办提醒模式及规则，使系统具有前瞻性、指引性特点又兼具稳定性、实用性、普适性，从而提高护理评估的准确性、及时性、全面性。整个流程循序渐进，助力护理信息系统为临床服务，系统对各项数据进行智能化处理，提供客观依据，方便护士准确、动态把控各项评估数据及结果，缩短护理评估时间，节省护士人力资源；并通过信息系统对数据进行定向分析，提醒护士及时发现问题，评价工作的结果，为护理工作提质增效与互联互通打下坚实的基础。

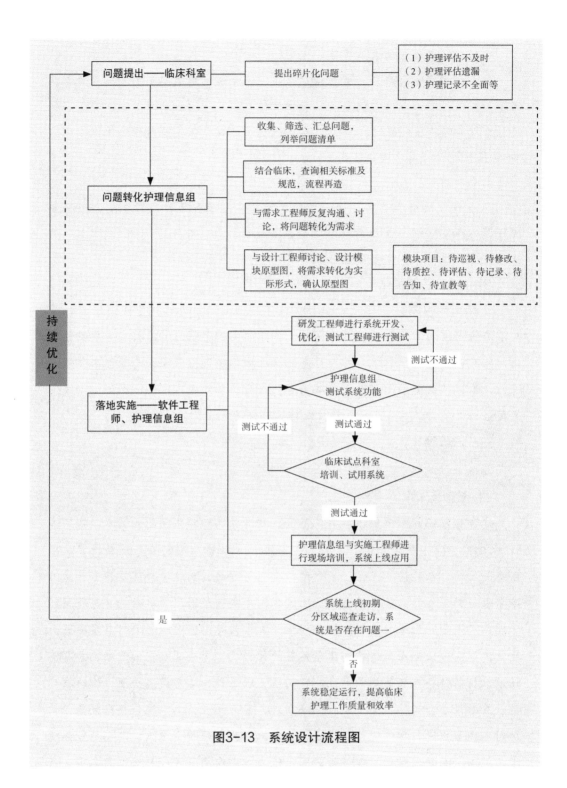

图3-13 系统设计流程图

第六节　智能护理交班报告系统的构建及应用

护理交班报告是记录病区全天工作动态及重点患者情况的护理文件，是值班护士重要的书面记录资料之一，也是下一班次护士及全科医护人员报告的工作重点，是医护人员全面了解病区总体情况最便捷的途径之一。

智能护理交班报告系统缩短了护士书写护理交班报告的时间，提升了交班内容的完整性、准确性及合理性，避免了护士因人工记录导致的交班信息遗漏和错误。该系统利用知识库进行数据的分析、整合、对比，通过推理生成的辅助交班模板，减少了护士因个体差异导致的交班决策失误。同时，智慧化护理交班报告系统强化了交班报告的提醒作用，有利于优质护理内涵的提高和加快护士综合能力的培养。

一、建设之初存在的问题

1. 眉栏项目填写错误或漏项

交班报告眉栏项目内容繁杂，所要求的内容较多，由于临床任务的动态性，交班报告书写的时间点还会发生变化，如果护士未能及时修改或书写就会造成数据错误或漏项。

2. 交班顺序不规范

一些护士不熟悉交班规范，导致交班顺序错乱，影响交班质量。

3. 书写的内容不规范且不能反映患者的主要病情变化

护士工作繁忙，且没有固定模板，只能在交班报告中记录一些简单的病区动态、新患者入院时间、手术患者手术时间与返回时间等内容，护士通过口头交班进行病情交接，容易造成遗漏。

4. 书写费时，质量欠佳

手写交班报告，费时费力，且有字迹潦草看不清，需再次询问核对的问题。

二、建设过程

（一）设计思路

1. 成立交班报告研发组

由护理信息组、信息科和软件工程师组成护理交班报告系统建设小组，其成员包括护理信息干事、临床护理专家、护理管理专家、计算机工程师、信息科专职成员。具体分工如下：护理信息干事负责现有护理交班场景的调研、文献检索、会议记录、资料整理、数据分析、系统测试、应用评价等；临床护理专家和护理管理专家主要负责护士交班知识库的构建，界面的设计；计算机工程师负责系统开发及测试；信息科专职人员负责系统工程进度、信息架构技术指导和全面管理。

2. 需求调研

运用现况调查法分析护士交班场景和各场景的交班内容，选取全院内科、外科、妇产科及儿科中各一个护理单元对护士交班过程展开调研，每个单元参与2次交班。我院护士交班场景主要有3个：①在护士站阅读纸质交班报告；②在护士站进行全病区总体情况的口头交接；③在患者床边进行单患者交接，同时记录各场景下护士交班的主要信息。

3. 系统设计

召开专家论证会议，确定智能护理交班报告系统的功能框架，结合现况调研、专家知识、经验逐项讨论不同场景下交班的信息项目，每项信息的具体呈现内容、数据来源、呈现方式等因素，经会议讨论达成共识：确定不同场景下交班信息项、界面的设计方案、信息项的数据来源，论证人机交互的信息结构等。

4. 数据导入

确定护理交班报告数据并导入系统，护理交班报告数据包括病区项目数据、病区班次数据、交班话术数据等。

5. 系统功能测试

由护理部、信息科专职人员与软件工程师确认最终设计方案后，护理信息组进行系统的内部测试，并与项目组人员对可能遇到的问题进行反复讨论，对系统进行修改、完善。

（二）智能护理交班报告系统的应用

智能护理交班报告系统的应用包含护理交班报告规则的维护、专科交班话术模板的设定和形成交班报告三大部分，其极大地提高了交班的规范性和护士的工作效率（图3-14）。

1. 护理交班报告规则的维护

（1）病区项目：主要用于交班报告中展示所统计的各类别患者人数，包括现有患者人数、出院患者人数、转出患者人数、手术患者人数等，每个病区应根据本病区所需内容自定义需要展示的病区项目。可在病区项目中操作栏点击"开启/

关闭"及排序箭头进行病区项目管理。病区项目下设详细配置明细，主要用于配置该病区项目内患者的基本信息显示项，如年龄、性别、诊断、标识等。

（2）病区班次：是从护理排班系统自动获取的班次。班次的开启和排序操作同病区项目。每个病区最多选择2个班次，班次数量超过3个会在交班报告查询时弹框提示。

2.专科交班话术模板的设定

话术模板是交班报告中显示患者具体交接内容所编辑的一套通用模板。病区护理交班话术模板以自定义系统抓取和自定义编辑组成。可在全院模板的基础上，根据科室病区项目设定的内容自定义抓取患者的一些数据，如姓名、性别、年龄、体征数据、主诉、入院诊断、护理级别、预术、手术、出院日期等插入话术模板框，并可对抓取数据的余下部分固定话术编辑。编辑后话术模板框呈现"［项目名称］［项目明细］［入院诊断］［入院时间］以［主诉］为主诉收入科室，患者［生命体征］，今晨血抽，检验项目已告知"。其中方框内均为系统可自定义抓取项目，余下部分固定话术编辑。

话术模板分为公共模板（对所有班次生效）和班次模板（对相应班次生效），当两个模板同时存在时默认使用班次模板。

话术模板中除特殊科室外（如ICU、儿科、血液净化中心等）制定统一护理文书项目，每个科室结合科室自身情况进行勾选。自行勾选科室在护理交班报告中所体现的项目及项目顺序，本科室交班的班次，如二班制或三班制，制定本科室在交班报告中所需的话术模板，特殊科室根据自己科室的特点制定特定的话术模板，如儿科患者的奶量、患者的透析量、患者手术及术后情况，以及ICU患者的特殊交接等，体现出重点科室的交班内涵。

3.形成交班报告

交班报告（图3-14）自动抓取科室需交班病区的项目内容、项目明细及病区项目内容相对应的话术模板，直接形成交班报告，系统具有对已生成交班报告的编辑功能，即可根据具体情况进行二次编辑，填写完整后，点击"交班"按钮完成交班内容的保存。交班必须点击"交班"按钮，否则交班无效。

三、亮点分享

1.提升交班书写质量

该系统实现了交班报告信息自动获取，保证了信息实时准确，各科室可根据

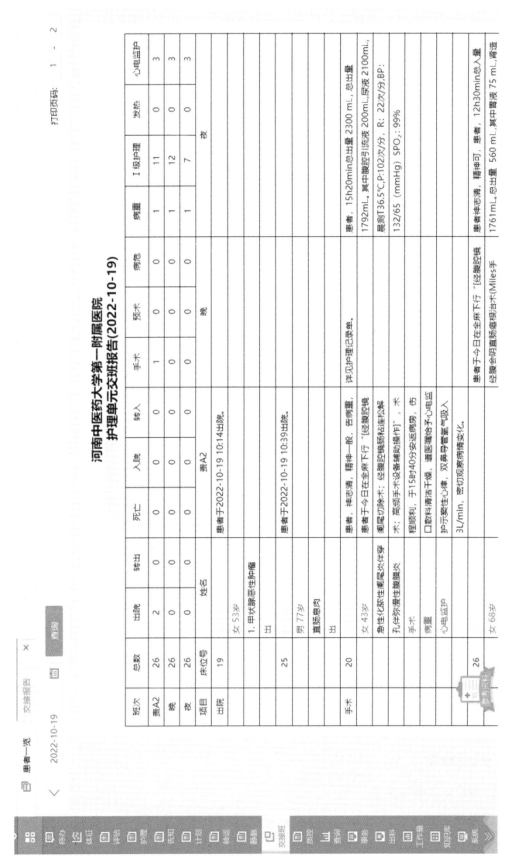

图3-14 交班报告展示图

班次做个性化的设置。系统根据不同科室定义的交班时间点，可获取相应时间段内的新入院、出院、转科、手术、病重等患者总数等信息。结构化模板实现了科室交班报告同质化。

2. 统一交班报告的顺序规则，减少科室特殊情况漏交班

根据《病历书写基本规范》及《护理文书书写规范》，定义需要交班的事件或人员顺序，系统根据此顺序依次自动获取交班信息，责任护士根据需要对交班的内容进行核对。

3. 结构化交班报告省时、省力

通过结构化的交班，规范的交班报告模板，数据的自动抓取，护士仅需在核对信息后一键保存即可完成交班，该系统真正节省了护士的书写时间，提升了护士的工作效率。

四、未来展望

信息化电子交班系统比传统交班报告更规范、准确，交接内容条理清晰，内容更全面，这提高了护理交班的效率及交班质量，使护士能更全面了解病房动态，提高护理服务质量。完善"情景—任务—措施—结果（Situation Task Action Result，SBAR）"沟通交班模式，提高护理工作效率和护士逻辑思维，保障患者安全，提高团队协作能力，值得借鉴。后续研究应关注交接过程中的个性化差异和异常，系统设计的进一步细化也将是下一步研究计划之一。

第四章

护理管理信息系统

第一节　护理人力资源管理系统

随着互联网+护理信息技术的发展，计算机网络管理系统已逐渐进入医院管理系统，随着医院规模的扩大，业务的不断完善，护理人员数量的不断增加，对护理人力资源管理及其信息化建设提出了更高的要求。护理人力资源管理是指卫生服务组织利用护理学和相关学科的知识，对组织中的护理人员进行规划、培训、开发和利用的过程，从而达到实现组织目标，提高服务水平的目的。在互联网+护理技术发展背景下，护理人力资源管理信息化是人性化管理的现代化手段，能有效提升护理人力资源管理效率，保障护理工作质量和护理工作安全。

一、建设之初存在的问题

随着护理服务范畴的不断扩大，护理人力资源配置不足问题日益突出，建设之初存在如下问题。

1. 护理人员信息同步性差

护士信息变动时需手工统计，存在费时、信息易遗漏、信息不同步等问题，不利于全院护理人力资源合理配置。

2. 护理人员手动排班保存及查询受限

传统护士排班采用纸质排班形式，班次调整时需要手动计算。如果在紧急人力调配的情况下，传统排班形式无法快速浏览整体护理人力资源情况，从而影响人员调配决策效率。如护士长传统夜值班采用手动排班与短信通知相结合的人工管理模式，耗费人力，影响工作效率。

3. 培训考核数据统计结果不精准

护士培训及考核需要提前准备纸质版评价标准，手动录入分数，护士个人成绩查询不便捷，且培训及考试过程耗费大量人力、物力。

4. 护士请假流程烦琐

护士请假需先打印纸质版请假条，并逐级审批，流程复杂。

5. 科室活动记录、存档困难

科室活动常需要手工记录，不易保存，年度资料打印工作量大、资料保存占用空间大。

二、建设过程

（一）护理人力资源管理系统的设计

1. 组建专项工作组

由医院护理部和信息科牵头成立护理管理信息平台建设小组，该小组由护理部专职人员、信息科专职人员和软件工程师共同组成。护理部专职人员（护理信息组）负责前期沟通，汇总、梳理和明确信息功能需求及系统测试、推广、意见反馈等工作；信息科专职人员负责工程进度、信息架构技术指导和平台全面管理；软件工程师负责实施程序的开发、上线。

2. 需求调研

选取护理人力资源相关者作为调研对象，如护理管理者、护士长、护理人员等，了解工作制度、流程、人力资源及组织架构，调研临床护理人力资源管理需求，分析信息系统功能开发的可能性。

3. 系统设计

护理人力资源管理系统由护理部、信息科和软件公司联合开发。专项工作组讨论、确认系统设计的目的、主要功能、管理需求及系统实施后要达到的目标。系统包含护理人员档案管理系统、护理排班管理系统、护理请假管理系统、护理培训及考试管理系统和护士长工作手册系统等模块，各模块间互联互通。手机端系统嵌入医院"钉钉"工作台，在保障信息安全的基础上，方便护理人员实时操作。

4. 数据导入

确定护理人力资源管理数据并导入系统，护理人力资源管理数据包括护理人员档案管理数据、护理人员调动管理数据、护理人员排班管理数据、护理人员请销假管理数据、护理人员培训及考核数据、护士长日志数据等。

5. 系统功能测试

专项工作组结合临床工作需求确认最终设计方案。护理信息组联合临床试点科室进行系统内部测试，与软件工程师对可能遇到的问题进行讨论，并对系统进行优化、完善。

（二）护理人力资源管理系统的应用

护理人力资源管理系统涉及护理人员档案管理系统、护理排班管理系统、护理请假管理系统、护理培训及考试管理系统和护士长工作手册系统等（图4-1）。

1. 护理人员档案管理

（1）护理人员角色权限。

在系统中针对不同用户设置相应权限，实现系统优化管理。目前系统用户分为三种类型：普通护理人员、科系及病区护士长、护理管理者。系统管理员权限可进行系统设置和用户管理，如增加和删除用户、设置用户的级别和权限等。在各级别人员中，上级权限覆盖下级权限。

1）普通护理人员权限：护理人力资源管理系统电脑端与手机端的护理人员基本信息可实现数据共享。护理人员可登录系统实时查看并更新个人信息（院内继续教育、科研成果、质控查检、假期情况等个人信息）。

2）科系及病区护士长权限：护士长所管辖范围内的护理人员按类别分为本院在职护理人员、其他护理人员（进修/实习）等。对不同类别进行分类管理，可避免不同类别护理人员的信息混淆。护士长持有管辖范围内护理人员档案信息修改审核的权限，可对护理人员提交的信息更改申请进行初步审核。

3）护理管理者权限：护理管理者所管辖范围内的护理人员按类别分为本院在职护理人员、其他护理人员（进修/实习）等，分类管理可避免不同类别护理人员的信息混淆。如本院护理人员按照医学部架构呈现，护理人员按职称级别进行颜色区分，清晰直观，护理管理者在信息查询时可进行多条件组合筛选。

全院、各医学部、各科室护理人员的职称、学历、层级、轮转轨迹、进修经历、专科护理人员培训经历、科研等数据按信息类别以不同形式呈现，可导出报表、图表，以便查阅，为护理管理者决策提供良好的数据支撑。

（2）人员变动管理。

为了方便护理人员信息的管理和统计，护理人员档案和权限将跟随其工作调动进行实时更新，同时保留调动轨迹。科系护士长可调动辖区护理单元内的护理人员，护理部管理人员可以调动全院范围内的护理人员。根据调动原因设置有"抽调""调配"等选项，以满足院内护理人员调动的各种需求。

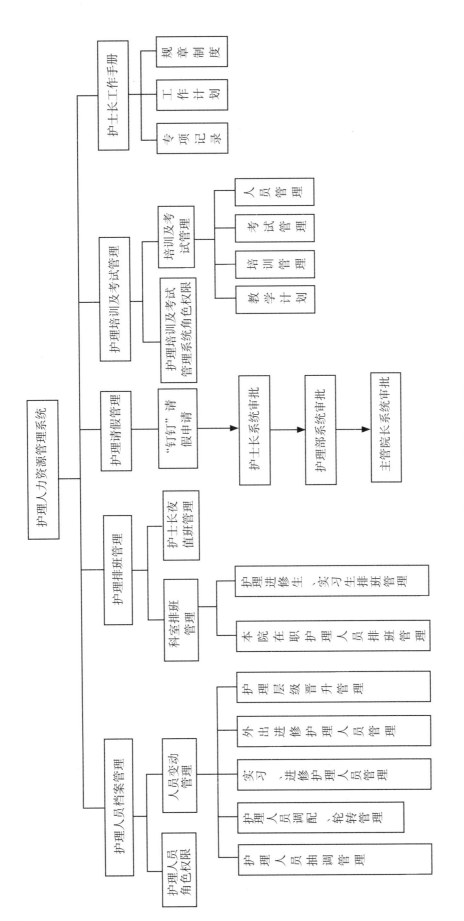

图4-1 护理人力资源管理系统架构

1）护理人员抽调管理：护理人力资源管理系统将护理人员档案、护理排班互联互通，对全院护理人员信息进行整合。在紧急人力资源调配的情况下，护理部可根据职称、学历、工作经历、科室实时人力资源情况等有计划、有组织、全面系统地进行护理人员批量抽调，简化了系统上线前"通知—上报—整理—再通知"的流程，提升了工作效率。

2）护理人员调配、轮转管理：护理部根据需要调配／轮转护理人员名单，按照时间通知科系或病区护士长，科系或病区护士长将需要调配/轮转的护理人员在系统上提出申请，输入转入科室和时间，申请经护理部审核、转入科室确认接收后，系统将直接进行人员调整，且在人力资源档案中生成调配、轮转信息。

3）实习、进修护理人员管理：护理人力资源管理系统对护理实习、进修人员的档案、转科、培训考核、排班、考勤、请销假等进行智能化分类管理，实现医院护理实习、进修人员管理的数字化、信息化。

4）外出进修护理人员管理：为实现外出进修学习及专科护理人员培训闭环管理，在系统内设定申报流程，即个人先提出学习申请，经护理部初步审核后参加院内答辩，确定最后名单并在系统内录入→合格人员系统内完成签批→护理人员外出学习期间定期在系统内进行学习资料上传→学习完成后在系统内上传结业证书→定期考核→考核合格后入医院护理人才库。

5）护理层级晋升管理：护理层级晋升管理模块可针对每项考核指标设置规则，护理人员档案、护理排班和护理请销假数据可同步传输至护理层级晋升模块并自动评判。

2. 护理排班管理

（1）科室排班管理。

1）本院在职护理人员排班管理：系统上线后，科室护理人员可进行自定义分组，实现了分层排班；实现了复制和自动计算工作时长的功能；支持备班管理、护理人员意愿管理等。排班系统关联护理人员档案管理模块，实时显示护理人员请假、培训教育授课、夜值班／夜督导、调配、抽调、外出学习、孕产等信息，便于护士长掌握科室护理人力资源情况，科学进行人力资源调整；护理人员的工作时长可自动触发敏感指标系统进行汇总核算，这有利于护理人员的科学管理（图4-2）。

2）护理进修生、实习生排班管理：护理进修生、实习生与本院护理人员进行同质化管理，在系统内为护理进修生、实习生分配带教老师后，护理进修生、实习生的班次会自动与带教老师保持同步（图4-3）。

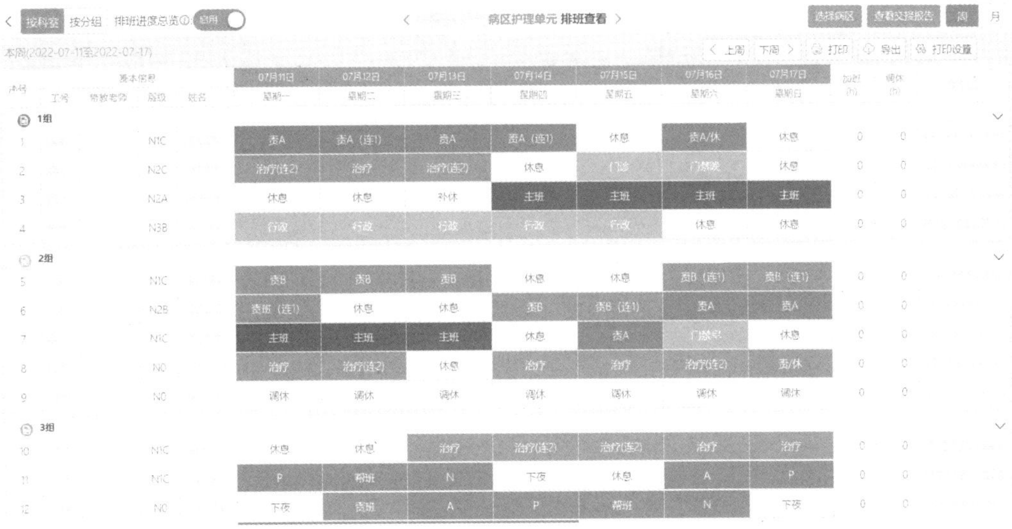

图4-2 护理排班管理—排班查看—病区排班（在职护理人员）界面展示

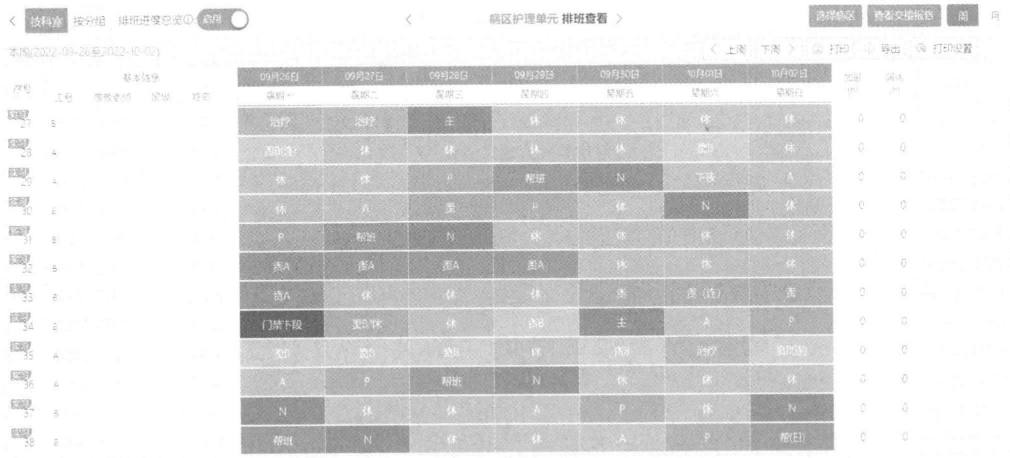

图4-3 护理排班管理—排班查看—病区排班（护理进修生/实习生）界面展示

（2）护士长夜值班管理。

护理排班管理系统关联护理质量检查系统，将全院值班护士长名单导入系统，设置值班规则及夜值班质控计划，系统可滚动生成每月值班名单及质控任务，避免了值班人员重复、检查科室重复、规则混淆等问题；针对多院区发展现状，系统将不同院区夜值班统一管理，保证了全院夜值班规范化管理。每月夜值班班次发布后，系统会在护士长夜值班前24小时以信息形式发送到值班人员"钉钉"通知内，值班信息会同步至科室排班表内，方便排班，实现了夜值班智能化和科学化管理。

3. 护理请假管理

系统上线后与HRP进行关联，后台设置休假规则，护理人员在系统内发起请假申请，系统根据护理人员工作年限判定可休假天数，经护士长及护理部审批后，完成请假审批流程。整体审批流程与医院"钉钉"工作台互联互通，实现线上审批。护理人员个人请假记录实现自动抓取，实现与层级晋升、排班等模块数据关联。

4. 护理培训及考试管理

（1）护理培训及考试管理系统角色权限：根据"护理部—科系护士长—病区护士长"组织架构分类授予管理权限，构建三级培训管理体系。三级管理员统筹管理全院护理人员培训及考试信息，包括科室、层级、学分、积分等。一级、二级管理员负责查看和维护管辖范围内护理人员培训及考试信息；落实本专科教学活动，及时掌握培训、考核进度；在信息系统的帮助下，根据不同能级晋级标准实现阶段性的动态评价和晋阶评定。

（2）培训及考试管理：此系统功能包含教学计划、培训管理、考试管理、人员管理等内容，临床使用频率高。且该系统与手机端"钉钉"工作台E护助手互联互通，护士培训及考试支持手机端、电脑端学习，实现系统数据的实时信息同步。

5. 护士长工作手册

（1）专项记录：科室护理活动（业务学习记录、护理查房记录、应急演练记录、工休座谈会、护理疑难病案讨论、健康教育、护理实习生教学查房登记、护理实习生临床带教总结会、标杆伴飞活动）均在此模块完成信息化记录，实现无纸化办公。

（2）工作计划：护士长可线上制订科室年度工作计划，护理部可系统查看各科室的工作计划。

（3）规章制度：护理相关制度及相关设备的使用规范均可在此模块查询、打印。

三、亮点分享

1. 护理人力资源管理系统可提高工作效率

护理人力资源管理系统运用集中数据库，将护理人力资源相关数据统一管理为集成信息源，且拥有友好的用户界面、强大的查询功能和强有力的报表生成工具，使得护理管理人员能够摆脱繁重的日常工作，提高了工作效率。各层级护理管理人员可全面、及时地获取护理人力信息。例如，护理部需要紧急组建一支应急护理队伍，根据原工作流程，先由护理部下发通知，病区护士长结合工作情况进行人员筛选、上报，护理部整合名单后筛选相关信息，经再次筛选、审批后确定最终抽调名单。整个流程不仅费时费力，还会出现信息遗漏、重复等情况。现在依托护理人力资源管理系统可以根据科室班次信息、休假数据、人员基本信息等进行抽调人员的初步筛选，并快速提取到名单和所需信息，简化了原有复杂的工作流程，避免了信息重复或遗漏情况，有效提升了工作效率。

2. 护理人力资源管理系统有利于人力资源合理配置

护理人员的合理配置已受到我国护理界的重视，护理人力结构合理与否将直接影响护理的质量。因此，该系统通过护理人员基本信息的实时展示、统计及初步分析，使护理管理者迅速了解各护理单元人力资源情况，为护理人员合理配置提供重要参考。依据护理人员的学历、职称、工作经历、专业技术水平等分层上岗，合理优化人力结构，充分发挥护理人员的专业技能和特长，进一步保障患者安全。

3. 护理人力资源管理系统有利于岗位管理和绩效评估

护理人力资源管理系统可自动生成护理人员基本信息数据统计报表，包括护理人员各项护理操作、记录次数等临床数据，为护理绩效评估和岗位管理提供客观数据支撑。在护理质量管理中，如果涉及个人严重护理质量问题（违规违纪、医疗差错等），护理管理人员可将其记录在护理人员档案中，用于动态评估护理人员工作质量，为日常护理质量管理提供客观的基础数据。

四、未来展望

我院护理人力资源管理系统通过记录护理人员基本信息、基础信息变动、人员调配、日常培训考核、请销假等基础数据及统计分析，提升了管理工作的便捷度，提高了护理管理者的工作效率。系统间的交互性能够实时抓取护理人员日常工作量，为护理绩效管理、能级对应提供客观数据，有利于护理岗位管理及人力资源合理配置，实现责任制整体护理，保障患者安全。我院充分运用计算机技术优化护理人力资源管理业务流程，帮助护理管理者管理好和使用好现有护理人员，为其提供决策支持，进一步完善医院信息化建设。随着护理管理者科学管理意识的加强，护理信息化建设必将拥有良好的发展前景。

护理人员档案全流程闭环管理案例

护理人员档案是医院档案的组成部分，是护理人员业务成长的真实记录，是考核护理人员德、勤、绩、能的重要依据。它涉及的内容多、范围广，传统的人工管理方式已不能适应信息时代发展的需要。因此，科学合理地应用信息化手段管理护理人员档案信息，及时获得最全、最准确的人力信息显得尤其重要。护理人力资源管理系统的应用已成为医院信息化建设的重要组成部分，在临床护理管理工作中正逐渐发挥着显著的优势。

护理人员档案管理作为本院护理人力资源管理系统的一部分，内容模块分为：工号分配、档案建立、档案修改及审核、规范化轮转管理、定科管理、抽调管理、请假管理、层级晋升管理、证件查询、个人成长树等。在数据分析汇总方面，系统能够自动统计护理人员信息，如职称、学历、职务、层级等；护理人力资源管理系统借助物联网技术，打破电脑端与手机端的数据传输壁垒，实现两者间基本数据的共享。为方便人员信息的实时查看和数据更新，提高系统使用率，将电脑端、手机端的系统设计、开发、优化等实时同步，手机端嵌入医院"钉钉"工作台，在保证信息安全的同时，又方便了护理人员的实时操作。

一、案例

以一名新入职护理人员为例，自其入职开始围绕护理人力资源管理系统中的工号分配、档案建立、档案日常维护及使用、统计分析等一系列动态管理系统操作做演示。

二、实施步骤

Step 1 工号分配

1. 临时工号分配

新入职护理人员试用期间，护理部将护理人员的信息进行初步汇总，以系统模板表格方式导入系统并分配至所在科室，系统为新入职护理人员分配临时账号。

2. 正式工号分配

对于首次执业注册/变更注册至我院的护理人员工号分配流程为：护理部备案并统一申请工号→信息科审核后分配工号（备注：可正常登录护理管理系统，HIS及EMRS暂无法登录）→护理人员可独立值班后经病区考核组考核合格，在系统内上传考核结果及工号激活申请→护理部审核通过→信息科进行工号激活→护理人员可正常进行护理相关系统操作。

Step 2　档案建立

1. 档案初步建立

系统临时账号分配后，护理人员可用账号登录手机端进行科室排班查看（备注：分配账号后，护理人员信息即出现在科室排班系统的科室人员列表内）及医院和科室的业务学习等。

2. 档案正式建立

护理人员获批正式工号后，登录护理人员档案管理，进行个人档案信息的维护。维护内容包括：学历、职称、身份证号、出生日期、籍贯、政治面貌、参加工作时间、到院时间、继续教育信息、进修经历、转科经历、社会任职、鞋号、衣号等内容；同时支持在电脑端或手机端上传学历等相关资料的扫描件，护理人员确认信息无误后即可在系统内进行档案的提交。备注：系统用工号作为唯一的标识码，避免因护理人员重名而造成信息混淆，系统具备电脑端与手机端信息同步，以及扫描件、照片、文件等信息共享上传的功能。

Step 3　档案日常维护

当护理人员的学历、职称、科研等相关信息变动时，可自行登录个人端进行档案修改。护士长在"钉钉"系统能及时接收到待审核的消息提醒，登录系统完成初审。同时，护理部档案管理员在"钉钉"系统内接收到由病区护士长发起的待审核消息提醒，并提醒其应在接收申请后24小时内进行终审。

1. 规范化轮转人员档案管理

（1）护理部

护理部将需轮转人员名单及轮转时间通知到病区护士长，护士长在系统内提交申请至护理部后，护理部进行统一审核。

（2）转出科室

接到护理部轮转通知后，在护理管理信息平台→护理人员档案管理→调配管理模块选择轮转人员，填写轮转科室及到岗时间，提交申请，护理部进行系统内审核。

（3）转入科室

护理部审核通过后，转入病区护士长在护理人员到岗前在护理人员档案管理中进行转入人员的接收，即可完成轮转护理人员的档案科室信息变更并自动生成相应的院内工作经历。

2. 定科人员档案管理

根据护理人员工作年限、规范化轮转要求、规范化轮转期间考核结果等条件在系统中设定定科标准，系统将满足标准的护理人员自动分选至待定科人员列表，护理部在系统内通知需定科护理人员及护理人员曾轮转过的病区护士长进行双选（备注：护理人员选择意向定科的科室，护士长在轮转过的护理人员中选择意向人员），双选匹配成功的护理人员，经审核后系统将分选至定科人员列表，未匹配护理人员由护理部沟通确认后在系统内手动分配定科信息，自动跳转至定科人员列表，随后自动跳转调配管理操作步骤。

3. 请假人员档案管理

护理人员需请假时在系统内发起请假申请，系统根据护理人员工作时间判定可休假天数，经护士长及护理部系统审批后，完成初步审批流程，整个审批流程与医院"钉钉"工作台互通，打通部门之间签批壁垒，实现请假流程无纸化、便捷化。

4. 层级晋升管理

系统自动统计护理请假、培训、科研等年度考核数据，护理部设置三级考评组进行逐项审核。审核合格，个人层级自动更新；审核不合格，个人层级不会变动，护理人员可通过"层级确认结果"查看不合格的原因。

Step 4　集成展示

系统将护理人员层级、科研、抽调、继续教育、请假等基本信息以图表形式在档案集成页面展示，同时增加了高级检索功能，护理管理人员可进行多条件组合筛选，护士实时查看个人成长路径，便于清晰制订个人职业规划。

1. 证件查询

护理人员登录系统后可实时查询个人证书，包含学历证书、职称证书、进修结业证、专科护理人员培训证书等并分类归档（图4-4）。

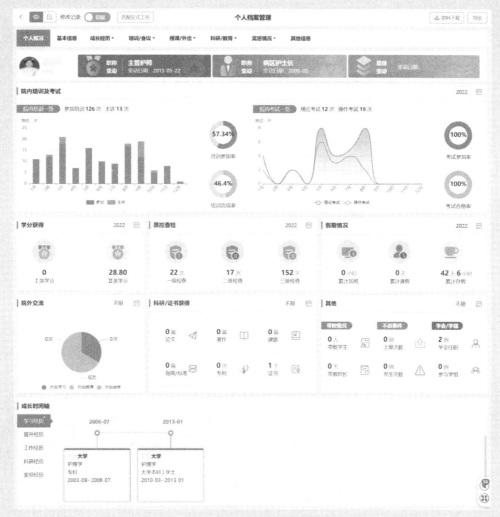

图4-4 个人档案管理

2. 个人成长树

系统将个人所有信息制作成集成页面，护理人员在登录个人账号时即可查看所有个人相关信息，并且将需完成内容设置成待办事项，护理人员点击进入即可进行相关操作。目前开设的个人成长树展示有"护理人员层级晋升考核"，针对护理人员层级晋升考核详情进行图文展示，更直观地指导临床护士进行有目标的学习和提升（图4-5）。

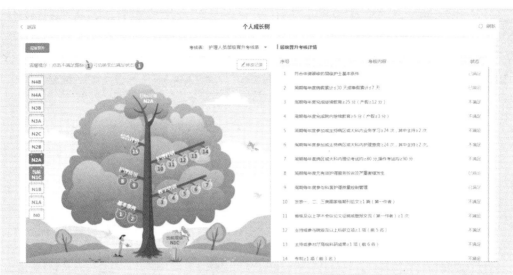

图4-5　个人成长树

三、流程图

个人档案维护流程见图4-6。

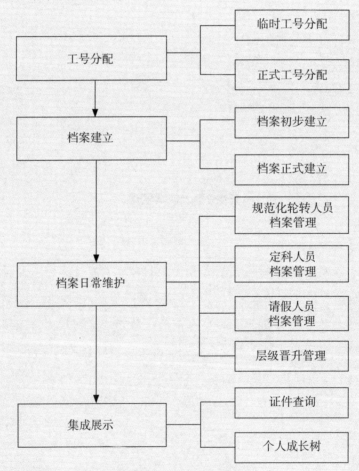

图4-6　个人档案维护流程

四、案例总结

本案例从护理人员入职开始，围绕护理人力资源管理系统中档案管理模块的工号分配、档案维护、规范化轮转、定科等一系列操作进行演示，展示了护理人员档案管理的及时性、整体性、关联性。系统运用计算机数据库技术代替传统人工的方法实现对护理人员技术档案进行智能化管理，管理数据的直接生成，减少了人工操作环节造成的误差，使人员的信息更可靠、更全面、更快捷，将护理管理工作变得更科学化和规范化。该系统不仅优化了护理部人、财、物和时空的管理，也为护理人员绩效分配、综合评价业绩等提供数字依据，具有科学性和实用性，值得借鉴和推广。

第二节　护理质量控制系统

护理质量是衡量医院医疗服务水平的重要标志，同时也是护理管理的核心。如何进行护理质量的高效管理，达到护理质量的持续改进与不断提高，受到了广大护理管理者的高度关注。护理质量控制系统是利用信息技术、质量控制技术及质量控制活动，使护理服务的整个过程始终处于稳定的受控状态，同时借助于信息技术的自动化、智能化和信息数据传输的高效性、及时性，实现质量评价与监控的时效性、公开性和公正性，使护理质量管理更为科学、全面、完整，是质量持续改进的有效手段。

一、建设之初存在的问题

现阶段，院内实施三级质量管理体系，即"护理部—科系—科室"。一级质控由病区护士长和质控员负责，质控内容主要包括消毒隔离护理质量、急救与药品质量、护士长管理质量、优质护理服务质量、病区护理质量、中医临床护理服务质量及护理文书书写质量。二级质控由科系总护士长负责，科系总护士长根据工作计划对七大质控标准进行质控；同时，对一级质控存在问题的改进情况进行复核。三级质控由护理部及三级质控组负责，质控内容由护理部制订计划，主要包括护理部通用项目查检类、重点部门项目查检类、门诊医技查检类、专项检查类等检查，科室根据三级质控检查出现的问题进行讨论、分析、整改，并持续改进。以上三级质控检查中存在的问题、原因分析及整改措施均需按要求记录在科室护理质量与安全手册内。所有评价反馈过程均通过手动完成记录，存在如下问题。

1. 纸质版质控耗时耗力

纸质版质控手册由各级质控员现场查检、记录生成，质控员查检结束后需要手动将存在的问题录入电脑，并进行汇总、统计、分析，形成电子汇总表。整个过程需要进行多次手动转录电子版。整个质控过程耗时耗力、效率低，且容易产生纸张成本增加、字迹潦草不易辨认、记录遗漏等问题。

2. 质控过程把控难

各级护理管理者对质量控制实施进度及查检问题不能及时了解，影响护理质控问题的改进效率。

3. 统计分析耗时长

质控员按照检查表单和问题内容进行分类，手动计算指标值，梳理月度报表，整个统计分析所需时间较长。

4. 问题反馈周期时间长

对问题实施 PDCA 质量改进需要大量填写反馈单，且存在问题反复记录和反馈周期长等情况，影响质控结果反馈的及时性。

二、建设过程

（一）护理质量控制系统的设计

1. 组建护理质量控制专项小组

护理质量控制专项小组由一名护理部副主任、护理质控专员、软件工程师、护理信息组科室信息联络员组成。护理部副主任统筹协调；护理质控专员负责前期讨论测试、需求的落实、后期推广培训与系统持续优化；软件工程师全程参与；各科室信息联络员负责科室信息系统需求的收集、培训、问题的发掘和上报等。

2. 需求调研

充分解读国家政策、医院工作流程、人力组织架构等规范、制度，在调研临床需求的基础上分析信息系统开发的可能性。

3. 系统设计

护理质量控制系统与HIS（医院信息系统）数据库、医护工作站、医护电子病历系统对接，可达到数据的及时共享与传送。护理部与信息科对接研发护理质量控制系统，基于医院临床医护人员操作系统，建立"移动平板客户端—统一集成平台—医院基础信息系统"三层架构，设置"护理部—科系—科室"三级质量控制执行人员及检查科室区域。

4. 数据导入

确定护理质量评价标准并导入系统，根据科室及检查内容确定基础评价标准，如《消毒隔离护理质量管理标准》《急救与药品质量管理标准》《护士长管理质量控制标准》《优质护理服务质量管理标准》《病区护理质量管理标准》《中医临床护理服务质量管理标准》《护理文书书写质量管理标准》等基础标准，手术室、导管室、内镜室、产房、ICU、心脏病监护病房（Cardiac Care Unit，CCU）、儿科重症监护室（Pediatric Intensive Care Unit，PICU）、急诊科院前急救护理质量管理标准，新生儿、消毒供应中心等特殊科室专科表单，夜巡查表等所有表单适用三级质量控制人员全院使用，达到了标准统一化。

5. 系统功能测试

由护理部、护理质控专员、护理信息组与工程师确认最终设计方案后，护理信息组进行系统内部测试，并与项目组人员反复讨论，对系统进行优化。

6. 系统试运行

系统建立之初，在外科、内科、危重症科、门急诊科等相关科系选择试点病区进行系统应用，经反复试用、讨论对程序进行优化，最后在全院范围内推广应用。

（二）护理质量控制系统的应用

护理质量检查模块包括基础设置模块和功能模块，基础设置模块包括检查计划制订、成员维护、分配成员；功能模块包含质控检查、检查结果、分析整改和统计分析（图4-7）。

1. 基础设置模块

（1）检查计划制订：病区护士长根据工作计划，制订质控检查计划。检查成员按计划、按角色职责进行质控查检。

（2）成员维护：质控系统设定的角色不同，权限也不同，其中包括护士长权限、质控员权限、检查员权限、核心质控员权限。科室质控组核心成员一般由6~8名护理骨干组成。

（3）分配成员：科室质控员由护士长进行角色分配。质控员的职责是将科室查检的问题综合评定后进行重点问题标记，对重点问题分析整改后完成提交。核心质控员的职责为制作科室季度质控报告，选择科室重点关注及改善的问题，并提出改善措施，进行持续改进。

2. 功能模块

（1）质控检查。

1）检查级别：一级质控、二级质控、三级质控。一级质控，即科室一级检查员在每月20日之前，按照科室计划的检查频次完成质控查检。对于检查出的问题，进行综合评价并标记重点问题。科室组织对重点问题进行分析整改，整改后的重点问题提报至二级质控。二级质控，即科系检查，二级检查小组到科室检查，用平板电脑对提交的一级质控重点问题进行现场追踪评价。追踪评价时，如果提交的问题被二级质控员判定为已改进，则该问题变为已解决问题；如提交的问题被判定为未改进，此问题将返回科室，由科室进行二次分析整改，整改完毕后再次提报至二级质控，依此循环往复，直至问题解决。三级质控，即护理部质控，护理部制订质控计划，在每月月底进行，由医院三级质控组按计划实施质控检查工作。

2）检查项目类型：通用项目查检类、重点部门项目查检类、门诊医技查检类、专项检查类等。

3）检查项目名称：上述护理质量评价标准检查。

（2）检查结果。

1）检查问题一览：病区护士长和一级质控员，可以根据权限查看本病区督导检查出现的问题（含一级/二级/三级/院级的已下发和未下发问题）。

2）问题对比：可查看并对比一级（科室）、二级（科系）、三级（护理部）在本科室检查出现的问题。

3）问题汇总：对科室、科系及院级督导等检查出现的问题进行汇总；根据条件检索，分类查看每月的问题汇总。

（3）分析整改。

1）病区护士长、一级质控员、一级检查员可以使用检查表、检查级别、时间段等筛选条件进行快速检索，查看本科室查出的问题（一级/二级/三级/院级）。同时，在存在问题（重点问题）的原因分析里，输入此问题的原因分析、整改措施及效果评价（支持上传图片），录入完所有信息后，勾选重点问题并提交（只有重点问题才会被提报至二级）。对于普通问题，已改进的普通问题会直接变为已解决状态，不会被提报至二级。

2）科室核心质控员对一级质控问题进行分析整改，分析整改流程为：整体评价—重点问题筛选—分析整改—效果评价—质控报告。报告生成环节以流程式为

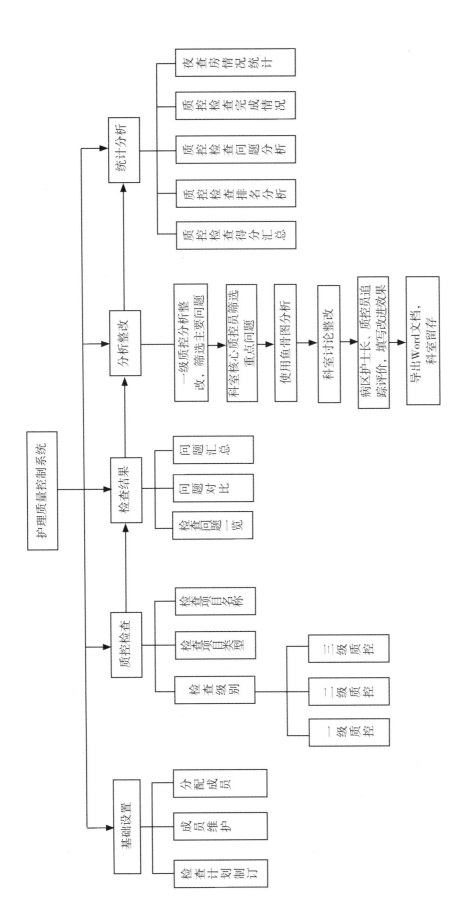

图4-7　护理质量控制系统架构

主，针对每个重点问题逐一进行鱼骨图分析，针对真因、要因，科室组织讨论，制定切实可行的改进措施，并记录至文本框内。由病区护士长、质控员定期追踪评价，填写改进效果，保存后即可生成完整的质控报告，质控报告支持 Word 文档导出。

（4）统计分析。

在统计分析中，可以按照检查级别、检查表、检查时间、检查结果排名等筛选检查结果；按照月份、季度、年份进行分析展示，包括质控检查得分汇总（病区质量检查得分折线图、临床护理质量统计、质量检查得分分析、检查表达标率）、质控检查排名分析、质控检查问题分析、质控检查完成情况、夜查房情况统计。

1）质控检查得分汇总：包含病区质量检查得分折线图、临床护理质量统计、质量检查得分分析、检查表达标率。

2）质控检查排名分析：包含病区质量检查排名、单例质量平均得分排名。

3）质控检查问题分析：包含病区存在问题分析、质控问题频率分析、质控存在问题项目统计、存在问题数量分布汇总。

4）质控检查完成情况：护理质量二级跟踪评价查询，可查看护理部三级检查需对二级检查进行跟踪评价的问题。

5）夜查房情况统计：自动展示全院科室当日值班护士、患者人数、一级护理、转入人数、转出人数、危重人数、手术人数、分娩人数、输血人数、跌倒/坠床高危人数等。

三、亮点分享

1. 提高了护理管理者的工作效率

在运用护理质量控制系统之前，我院采用纸质检查表进行现场普查或抽查，再通过手动方式进行数据的统计和分析。实施护理质量控制信息化后，护理管理者可直接通过电脑系统录入检查情况，并在多个系统间进行关联，操作简单易行，信息系统后台可智能实现数据的统计和分析，使护理质量存在的问题一目了然，帮助护理管理者直接找到问题的关键所在，显著提高护理质量检查的效率。

2. 体现了质控检查的科学性

通过在电脑端、PDA 端选择检查表单，各项检查情况的录入、检查结果的呈现可一次性完成，有效避免了检查完毕后再进行人工录入、计算得分时出现差错等情况，使统计数据更加真实、可靠。护理质量控制的信息化让传统统计方法变成系统自动统计和分析，在保证数据准确的同时，为护理管理者的工作提供了有效的辅助决策。

3. 有利于护理质量持续改进

系统运用计算机优势，将查检数据进行汇总、分析；利用计算机设置管理工具，将查检问题通过折线图、柱状图、点状图等图表形式展示。管理者通过检查时间、质控等级、质控内容等即可进行筛选。护理管理者通过查询相关图表，掌握护理过程中的薄弱环节、高频次问题点、重点问题点等。系统便于护理管理者对问题进行根因分析，制定有效的整改措施，明确质量改进方向，使护理管理做到了有的放矢，促进了护理质量的持续提升。

四、未来展望

护理信息化建设是一项复杂的系统工程，我国护理质量管理信息化发展已取得一定成果，同时也存在提升空间。如建立区域内甚至全国范围内统一的护理质量数据库，利用大数据自动分析，实现预测并提出合理化整改建议，引导护理质量逐步提升。构建一套区域内或者国内统一的、可量化的、操作性强的、具有护理专业特异性的护理质量评价指标与整改方案，将质量评价指标与可持续改进方案纳入信息化平台，建立以数据为基础的质量反馈模式，优化护理质量管理流程，健全护理质量监督、检查、追踪、持续改进机制，在提高护理质控效率、减少护理安全（不良）事件的发生、提高各项护理质量及护士对护理质控的满意率等方面具有重要意义。

第三节　护理敏感质量指标管理系统

国家护理质量数据平台（China National Database of Nursing Quality，CNDNQ）将国家护理敏感质量指标分为结构、过程和结果指标，涉及质量指标13项，通过对临床13项护理指标的收集与分析，将护理工作的优劣锁定在是否影响患者健康结局上，驱动以监测问题为导向的临床护理质控持续改进。2020年8月，国家卫生健康委员会印发了《护理专业医疗质量控制指标（2020年版）》，作为首个国家层面统一规范的护理质控指标，它的发布对医疗质控指标体系的科学、规范化，加强科学化、精细化医疗质量管理，促进医疗质量持续改进具有重要意义。

随着医疗机构信息化的迅速发展，信息化技术逐渐应用于临床护理质量、患者安全等护理质量指标数据收集及监控方面，既可提高数据的准确性和可靠性，又能客观评价护理服务质量，高效地指导临床护理管理工作，最大限度地降低护理管理的时间成本，促进护理服务水平持续改进。

我院基于HIS、护理管理系统、EMRS，结合物联网技术，构建了一个可自动获取、实时采集指标数据的护理敏感质量指标管理系统。该系统运用信息化技术辅助护理质量监测，使繁杂的数据条理化、冗余的系统简单化，为海量数据获取和存储提供支撑，实现了跨病区的数据共享。为护理管理者快速掌握总体护理质量概况提供了数据支撑，为下一步院级通用指标及专科指标的信息化建设奠定了基础。

一、建设之初存在的问题

1. 纸质登记、人工统计耗时费力

临床护理人员需手动统计护理敏感质量指标及原始数据，每日进行数据收集、每月审核汇总、每季度提交至区域负责人/护理部质控组进行数据准确性的审核、汇总及图表分析等。

2. 数据填报缺乏及时性和完整性

由于护理人力资源限制，各层级护理人员对护理敏感质量指标的定义、排除标准、计算方法等因素掌握不一，数据更新及汇总分析存在不及时、缺失或失真等问题。

3. 结果呈现形式单一、可参考度低

现阶段护理敏感质量指标分析结果为点状呈现，呈现形式单一，可视化程度较低、可参考度较低，无法及时地为护理管理者提供有效的辅助决策。

二、建设过程

（一）护理敏感质量指标管理系统的设计

1. 组建项目小组

由医院护理部牵头，护理信息组、信息科、软件工程师共同组成研发小组。护理部提供思维架构，信息科提供设备和技术支持，软件工程师构建护理敏感质量指标管理系统的功能。

2. 需求调研

掌握国家标准、行业标准、工作制度、工作流程，调研临床工作需求，分析信息系统开发的可能性，助推临床工作效率的提高，减轻医护人员的工作负担，保证患者安全。

3. 系统设计

智慧护理病历系统由我院护理部、信息科与软件公司联合开发。护理信息组与软件工程师对接，沟通系统设计的目的、功能、数据提取等临床需求，确定系统实施目标。该系统与HIS、EMRS、LIS、MCS以及AIMS互联互通，实现信息的智能传送；优化系统管理；对接医务部规范化、标准化套餐医嘱开具；明确各类班次属性，包括责班设置、上班小时数设置、白班与夜班工作时长设置等，实现各班次引用来源全院统一。

4. 数据导入

依据《护理专业医疗质量控制指标（2020年版）》，结合国家护理质量数据平台数据上报要求，导入护理敏感质量指标定义、纳入范围、排除标准、计算公式等，确定变量数据系统的提取来源、监测范围、监测方法等。

5. 系统功能测试

由护理信息组、信息管理员与软件工程师确认最终设计方案后，软件工程师完成系统开发，护理信息组进行系统的内部测试，护理部质控组及护理信息组进行系统数据提取、来源审核及数据验证，与项目组人员对存在疑问的数据进行反复讨论，对系统提取规则进行优化。

6. 系统试运行

系统建立之初，在各专科选择试点病区进行试用，并反复讨论，对系统功能进行优化。系统测试完成后，在全院范围内推广应用。

（二）护理敏感质量指标管理系统的应用

护理敏感质量指标管理系统包括基础设置和功能模块。其中基础设置包括国家护理质量数据平台上报病区分类维护，功能模块包括数据填报（病区数据查看）、收集表管理、敏感指标统计、敏感指标分析四部分。

1. 基础设置

系统支持国家护理质量数据平台上报病区级别分类与院内病区名称的匹配，可实现在不良事件信息表导出时，表格中的发生病区名称（病区一级分类／病区二级分类／病区名称）与院内病区名称保持一致，模板支持一键导入国家护理质量数据平台。

2. 功能模块

（1）数据填报查看。数据填报查看包括护士数量配置相关数据、人力资源结构相关数据、离职相关数据、不良事件相关数据等。所有数据从护理人员档案管理系统、护理排班系统、HIS、护理安全（不良）事件管理系统、医院感染监测系统等系统中自动抓取，以表格形式展现，纵标以时间跨度呈倒序排列，横标展示相关数据。所有相关变量名称框均设有触发功能，当鼠标移至相关变量名称框内时，界面下方自动展示变量释义，包括定义、纳入范围、排除标准、举例说明等内容。同时，相关变量文字下方设置有特殊符号"①"，通过点击特殊符号，系统弹框可查看具体变量的数据明细，且可进行具体日期切换，左上空白框内展示数据提取规则及变量计算规则，系统以左右数据表格的形式分类展示白班及夜班时间段内护理患者数。

护理部主任可查看全院每个病区每日数据明细，展示界面同病区数据填报界面（图4-8）。

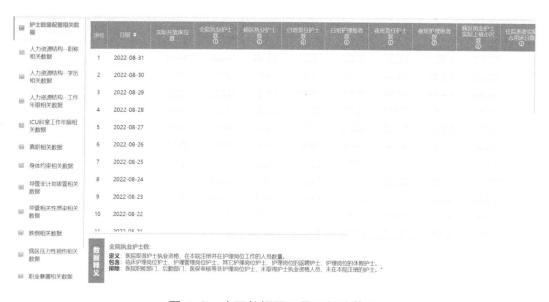

图 4-8　病区数据展示界面部分截图

1）护士数量配置相关数据：

a. 护士数量配置相关数据：实际开放床位数、全院执业护士数、病区执业护士数、白班责任护士数、白班护理患者数、夜班责任护士数、夜班护理患者数、病区执业护士实际上班小时数、住院患者实际占用床日数、在院患者数、新入患者总数、新入患者总数（不含转入）、不同级别护理患者占用床日数。

b. 重新计算功能：当病区班次属性进行调整时，比如修改班次时间，或者既往已过日期班次有调整修改时，可通过点击右上角"重新计算"获取最新的数据变量。该功能仅针对在岗执业护士实际上班小时数、白班责任护士数和夜班责任护士数三项数据变量进行重新计算。

2）人力资源结构—职称相关数据：从护理人员档案管理系统中抓取数据，可查看科室护士职称、学历、工作年限等相关数据，同时可查看变量明细及数据释义。

3）离职相关数据：从护理人员档案管理系统中护理部审核通过的离退休申请中抓取数据。护理部及科室可查看辖区内护士离职的相关数据，同时可查看变量明细和数据释义。

4）身体约束相关数据：从HIS中提取长期和临时开具的保护性约束医嘱。如果同一个患者当日开具多个保护性约束医嘱，系统当日只计算一次。

5）导管非计划拔管相关数据：包含气管导管、中心静脉导管（CVC）、外周中心静脉导管（PICC）、导尿管、胃肠管的留置总日数及非计划拔管例次数；各类管路留置日数自HIS提取；非计划拔管例次数在不良事件系统中抓取，由主管部门审核通过后，系统实现自动提取，显示在发生日期相对应的数据表格中。

6）导管相关性感染数据：包含PICC、CVC、植入式静脉输液港、导尿管相关感染例次数，数据从感控系统中提取。有创机械通气总日数从HIS中自动提取。

7）跌倒相关数据：系统从护理安全（不良）事件系统中提取主管部门已审核通过的事件，界面根据跌倒伤害级别进行数据分类展示，包括住院患者跌倒无伤害例次数、轻度伤害例次数、中度伤害例次数、重度伤害例次数、死亡例数，同时系统自动合计展示跌倒伤害总例次数、发生总例次数。相应日期内的不良事件例次数，支持点击同框内的特殊符号，可进行信息收集表查看及编辑。

8）压力性损伤相关数据：系统从护理安全（不良）事件系统中提取主管部门已审核通过的二期及以上的病区压力性损伤新发病例数，信息收集表的查看及编辑同上。

9）职业暴露相关数据：系统从护理安全（不良）事件系统中提取主管部门已审核通过的护士锐器伤例次数，信息收集表的查看及编辑同上。

（2）收集表管理。

收集表管理即不良事件信息收集表管理。收集表管理模块可查看系统提取的所有不良事件相关信息收集表，同时支持发生科室、发生时间、事件类型等筛选功能，支持批量导出功能（图4-9）。可查看具体事件的相关信息，以跌倒/坠床相关信息收集表为例，系统从护理安全（不良）事件系统中自动抓取跌倒/坠床相

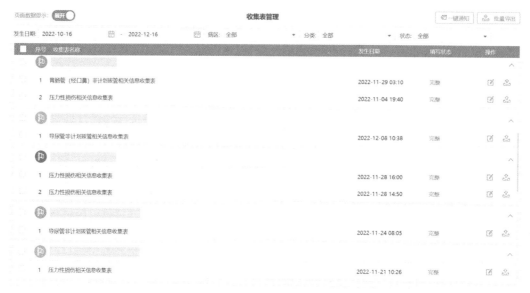

图4-9　收集表管理界面

关信息，包括住院号、入院/发生时间、跌倒次数、发生地点、发生前患者活动能力、发生于何项活动过程、伤害程度等。

　　对于导管感染等相关信息收集表，当信息收集表内信息有缺失时，收集表管理界面的填写状态栏显示红色"不完整"字样，点击该事件相对应的特殊符号，系统通过"钉钉"智能推送提醒消息至病区护士长"E护助手"端，提醒其及时补充相关信息。

　　（3）敏感指标统计。

　　敏感指标统计即数据查看，包括护士数量配置相关数据（图4-10）、人力资源结构相关数据、离职相关数据、不良事件相关数据等。护理敏感质量指标管理系统自动进行大数据分类汇总，可根据月度、季度、年度进行筛选查看，同时支持导出功能，便于护士登录查看，为持续质量改进及临床护理决策提供依据。护理部主任权限下，可查看全院月度、季度、年度的数据，同时可查看各病区数据。

　　（4）敏感指标分析。

　　可根据月度、季度、年度对全院或者某科室的护理敏感质量指标数据生成统计图并进行分析，生成质量分析图表（查检表、柏拉图、柱状图、箱式图、管制图等），同时支持多科室对比及导出功能（图4-11）。

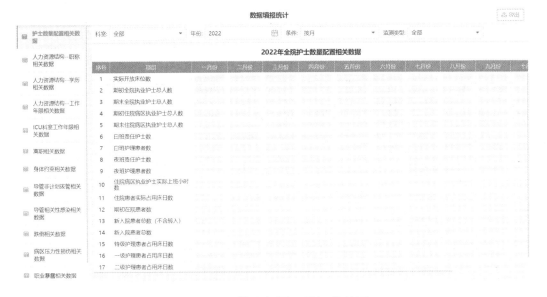

图4-10　护士数量配置相关数据

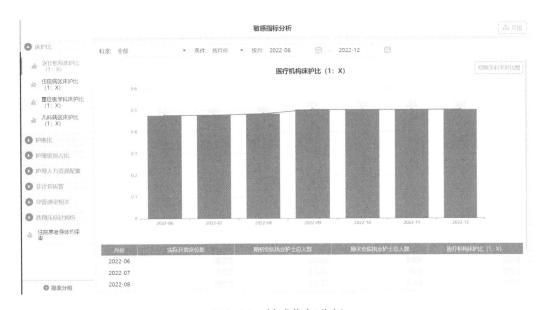

图4-11　敏感指标分析

三、亮点分享

1. 提高监测指标工作效率，降低人力成本

传统护理敏感质量指标管理存在信息化、智能化程度不足的问题，低效的人工手动记录增加了临床护理人员及护理管理者的工作量。护理敏感质量指标管理系统，从护理人员档案管理系统、护理排班系统、HIS等系统提取的变量均为实时获取，系统自动汇总合计、运用公式计算，节约了临床科室及护理管理人员因原

始数据的采集、汇总、审核、上传所消耗的时间，降低了人力成本。

2. 提高变量采集的及时性、客观性及有效性

通过规范导管留置时间、有创机械通气及患者约束日等医嘱，优化、整合院内HIS、EMRS、医疗安全（不良）事件管理、护理人员档案管理、护理排班等各系统的数据互通，实现了护理敏感质量指标变量的智能提取，计算公式的自动合计，避免了数据疏漏，保证了数据获得的真实有效性、客观准确性。

3. 系统指标分析提升了质量管理的敏感性

护理敏感质量指标是对护理质量的量化测定，我院利用信息技术进行护理敏感质量指标提取的目的不仅仅在于数据的上报，同时还体现在敏感指标的实时分析、多维度对比等，对客观评价临床护理质量、促进护理质量持续改进具有重要意义。同时，借助国家护理质量数据平台，我院能及时进行省内、国内相关指标数据的多维度对比，了解医院护理质量在省内、国内所处的位置，为护理质量持续改善指明了方向。

四、未来展望

系统借助移动护理智能化技术，实现患者护理质量指标的全程智能化动态管理，及时发现指标异常趋势，给予前瞻性的干预措施，有效减少异常指标的发生，提升护理质量。护理管理者能直观地掌握护理质量整体情况并及时干预处理，实现护理质量持续改进，助力护理管理向科学化、规范化转变。

案例三

国家护理质量数据平台之敏感指标智能获取分析
上报全流程闭环管理案例

护理敏感质量指标管理系统利用网络信息技术有效整合了医院现有的运营管理及临床应用资源，通过数据的采集、存储、梳理，建立数据之间的关联性，使护理管理人员通过HIS方便快捷地生成相关数据、图表，有效避免了护理管理中手工操作信息时产生的资料不及时、不准确、易丢失等问题，将护理管理人员从烦琐的数据收集、整理、汇总、分析中解放出来，极大地提高了护理管理的效能。

一、案例

以某季度为例，护理敏感质量指标管理系统可自动抓取护理人员档案管理

系统、护理排班管理系统、医疗安全（不良）事件管理相关数据，每季度自动进行数据汇总，并上报国家数据平台。

二、实施步骤

Step 1　数据统计

护理敏感质量指标管理系统整合了医疗安全（不良）事件管理系统、护理人员档案管理系统、护理排班管理系统、HIS、医院感染监测系统，每天自动采集各类指标数据后，自动生成月度、季度、年度汇总，并从时间维度进行月度、季度、年度各项指标对比；亦可在不同科室之间进行横向指标对比，节省了人工统计、分析报表的时间，提升了护理管理质量（图4-12）。

1. 不同级别护士配置指标提取

系统每日从护理人员档案管理系统中自动获取执业护士数、各职称护士数、各学历护士数、各年资护士数；随着人员信息调整，护理人员档案管理数据进行动态更新，精确获取护士的实时数据。

2. 护士数量配置数据指标提取

首先维护护理排班管理系统里的各班班次及上班时间（未执业注册的护士由护理部分配临时工号，只作排班用，不提取数据），每日直接护理患者的护士班次维护为责任护士班次，其他根据科室情况自定义班次；由护士长维护每个班次上班时段，进行周排班；系统根据护理排班管理系统每天自动提取、统计责任护士数和执业护士上班小时数。

3. 患者数据指标提取

系统每日零点从HIS中提取患者实际占用床日数、在院患者数、新入院患者数、各级别护理患者数，并进行统计、分析。

4. 护患比数据指标汇总

系统每日根据护理排班管理系统里的白班/夜班责任护士数、相应时段内HIS中在院患者数、新入院患者数自动计算出白班/夜班护理患者数，数据客观准确。

5. 住院患者身体约束率

实施身体约束的患者，在HIS内开立长期医嘱（保护性约束），系统每日零点从HIS内提取住院患者身体约束人数。

6. 导管相关指标提取

规范全院各类导管及呼吸机的医嘱名称，系统每日零点从HIS内提取气管

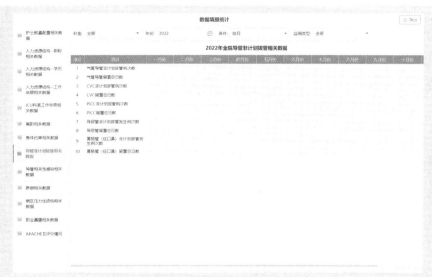

图4-12 数据统计表

导管、胃肠管、尿管、PICC、CVC留置人数及呼吸机使用人数；直接采集客观量化的数值。通过对医嘱规范的监控，避免数据疏漏，保证了获取数据的真实有效。经核查，如有因医嘱不规范导致的数据提取错误，需要护士长提出申请，信息管理员审核后方可修改。

7.导管非计划拔管、跌倒/坠床等不良事件类指标提取

发生导管非计划拔管、跌倒/坠床、压力性损伤和职业暴露等不良事件时，需上报医疗安全（不良）事件管理系统，可直接提取相关例次数；如有相关感染病例，则护理敏感质量指标管理系统将直接从医院感染监测系统中提取相关感染病例数。医疗安全（不良）事件管理系统中所填写内容设置有结构化模板，增加对预设项的统一规范，同时增强了各科室上报操作的便捷性，方便对上报数据的统一管理，确保数据的完整性、一致性和准确性；如填写存在漏项或不按模板填写则无法提交。

Step 2 数据核对

护士长或数据管理员每日核查带管患者、约束患者医嘱是否正确，发生不良事件是否及时上报，每周核查护理排班是否需要调整；如有误，则由护士长提出申请，信息管理员进行核查、修改。经核查无误后，系统每月、每季度将自动统计、汇总、分析并生成相应图表（图4-13）。

Step 3 上报国家护理质量数据平台

护理敏感质量指标管理系统自动生成的信息收集表、季度汇总表可直接导

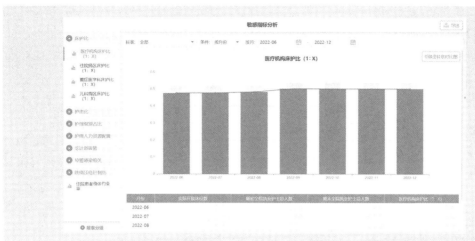

图4-13 敏感指标图表分析

入国家护理质量数据平台，简化了数据收集、数据上报流程，保证了数据的客观真实性，提升了工作效率。

三、流程图

国家护理质量数据平台敏感指标上报流程如图4-14所示。

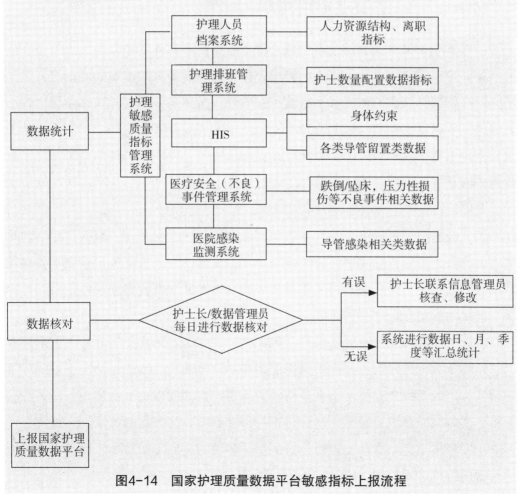

图4-14 国家护理质量数据平台敏感指标上报流程

四、案例总结

本案例基于护理人员档案管理系统、护理排班管理系统、医疗安全（不良）事件管理系统、医院感染监测系统与护理敏感质量指标管理系统的互联互通，详细阐述了国家敏感指标数据自动采集、分类、汇总和上报的流程。

护理敏感质量指标管理系统可自动抓取、分类、计算、汇总，将复杂的信息转变为条理清楚的指标数据，减少了护士人工上报、统计指标的时间，促进了护理质量的提高。客观、科学的护理敏感质量指标监测可直接反映护理质量，指导护理工作者有针对性地进行持续护理质量改进，及时调整质量检查工作和培训的重点，帮助护理管理人员进行决策，促进护理质量的提高。

第四节 护理安全（不良）事件管理系统

护理安全（不良）事件是指护理过程中发生的不在计划中且通常不希望发生的事件。护理安全（不良）事件的管理，是评价患者安全的重要监测内容，也是医院综合管理水平和护理质量水平的直接体现。近年来，国内外医疗领域内的不良事件发生率逐年升高。医院管理者更加注重护理安全管理工作，正逐步完善护理安全（不良）事件管理体系。然而，在临床实际工作中，护理安全（不良）事件报告现状令人担忧，国内外医院的不良事件上报率远低于发生率，医院安全文化、系统便捷程度是影响上报的重要原因。

《三级医院评审标准（2020年版）实施细则》中提出，要以减少诊疗活动对患者的伤害为目标，建立医疗质量（安全）不良事件信息采集、记录和报告相关制度和激励机制。要有对本院医疗质量（安全）不良事件及管理缺陷进行统计分析、信息共享和持续改进的机制。

本院基于HIS、护理管理系统、EMRS，以标准化护理安全（不良）事件术语、结构化数据形式为主，创新采用前闭环主动监测和后闭环主动上报的闭环管理模式，研发了护理安全（不良）事件管理系统，借助系统平台实现了匿名快捷上报、实时监控、填报引导、统计分析、预警督促、漏报监测等功能，规范了院内护理安全（不良）事件上报行为，提供了客观的不良事件数据，便于医院各级主管部门进行过程控制、决策干预等。同时，利用数据挖掘技术对护理数据进行梳理分析，实现护理安全（不良）事件的智能管理。

一、建设之初存在的问题

1. 事件上报率低

护理人员对未对患者造成伤害、轻微无须处理的伤害存在上报意识不足、上报率低的情况，且信息系统操作步骤烦琐、界面不友好、书写复杂等因素严重影响了不良事件的上报。

2. 事件经过描述无法有效利用

护理人员填写事件过程时均采用文本形式的自然语言描述，无法有效地提取事件过程中的关键信息进行质量分析。

3. 归因分析不清

对于所发生的问题，护理管理者往往片面地认为是医护人员的个人行为失误与风险意识欠缺导致，对系统问题的分析和改进重视程度不一。

4. 未建立漏报监测及预警机制

护理安全（不良）事件管理系统仅有主动上报后的监控，但对于实际发生未上报或未发生未上报的隐患事件无法监控；对于高风险的监测缺少风险预警及警示告知。

二、建设过程

（一）护理安全（不良）事件管理系统设计思路

1. 组建项目小组

由医院护理部牵头，以护理质控专员任组长，护理信息组成员、信息科专职人员、软件工程师为骨干组建项目小组。护理质控专员负责项目统筹运行；护理信息组成员负责前期沟通、汇总、梳理和明确信息功能需求及系统测试、推广、意见反馈等工作；信息科专职人员负责信息架构技术指导和工程进度管理；软件工程师负责程序的开发及部署。

2. 需求调研

组长查阅国内外文献，了解各医疗机构护理安全（不良）事件系统的现况，梳理初步访谈提纲，通过访谈、问卷等方式调研管理层及临床一线人员的工作需求，项目组对需求的合理性、有效性、可行性进行讨论。

3. 系统设计

护理信息组成员与软件工程师沟通系统设计概要、主要功能范围、需求优先程度等内容，确定系统开发计划、系统部署计划、系统实施目标及后续迭代需求。

4. 数据导入

根据团体标准、三级医院评审标准等规范中关于护理安全（不良）事件管理的要求，梳理现有管理流程，提炼原有不良事件类别，最终确定跌倒/坠床类、压力性损伤类、管路护理类、处置治疗类、皮肤损伤类、中医护理技术类、其他护理安全（不良）事件七类报告单。

5. 系统功能测试

护理质控专员、护理信息组成员与工程师确认最终设计方案，系统开发并部署在测试服务器。护理信息组进行系统内部测试，并与项目研发组人员对可能遇到的问题进行反复讨论，对系统进行优化。

（二）护理安全（不良）事件管理系统的应用

护理安全（不良）事件管理系统，包括基础设置和功能模块。基础设置包括：护理亚专业学组关系维护、时限设置、事件管理部门关系维护、结构化模板设置、疑似事件监测维护，该基础设置需在护理部主任权限下进行。功能模块包括：主动监测模块、护理安全（不良）事件上报模块、审核模块、跟踪评价模块、查询和统计分析模块（图4-15）。

1. 基础设置

（1）护理亚专业学组关系维护：设置护理亚专业学组成员，关联不良事件分类（如跌倒/坠床类、压力性损伤类、管路护理类等）。

（2）时限设置：针对不同事件类别、级别分别进行上报、审核、整改、跟踪等环节的时限设置。

（3）事件管理部门关系维护：根据事件类别维护对应的主管部门，用于护理人员在填写上报单时依照上报类别进行勾选。

（4）结构化模板设置：设定基本信息、事件发生前、事件发生时、事件发现时、事件处置等五个环节，通过固定语言描述和变量的组装，预先设置事件经过及处理措施的话术模板，变量支持根据上报页面填写内容及第三方系统数据自动填充。

（5）疑似事件监测维护：设定疑似事件监测规则，根据病历模板、医嘱项目、病程记录等记录中的关键选项和录入项内容监测疑似不良事件。

2. 功能模块

护理安全（不良）事件管理系统功能包括：主动监测、上报、审核、分析整

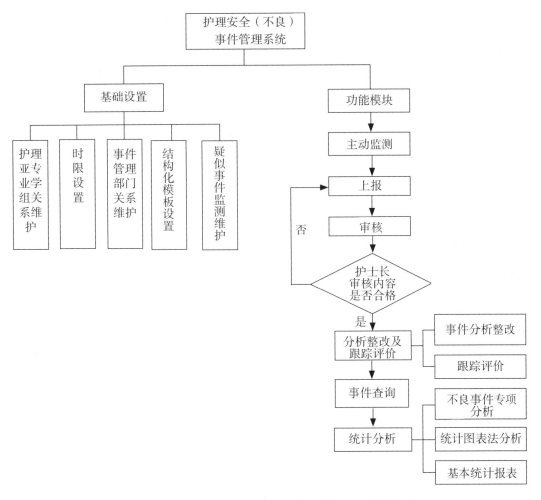

图4-15 护理安全（不良）事件管理系统架构图

改及跟踪评价、事件查询和统计分析等六大模块。

（1）护理安全（不良）事件管理系统主动监测模块。

前闭环主动监测管理的核心之一，即根据不良事件发生的临床表现类型进行特征性关键词整理，与第三方系统对接，通过关键词的触发，在EMRS中待办事项模板主动监测提醒高风险待评估、待关注项目。

通过EMRS，针对各类风险评估指标的预警数值设置警戒线，系统将生成的数据上传至终端，在护理管理系统、PDA中自动提供预警信号，提醒护士及护士长对高危患者进行相关风险的再次评估，确保预防性干预措施及时落地实施。

相关风险评估数据将同步传输至护理安全（不良）事件管理系统，以高风险专项评估报表形式展示评估执行率、评估覆盖率、评估正确率、不良事件发生率、中高风险人群发生不良事件的概率等信息。同时，系统将设置各类指标的逻辑关系。当指标超过预设值时，系统自动提醒护士长、护理部、相关科室，使其掌握相关风险项目的高发概率。

（2）不良事件上报。

1）事件上报通用部分：事件上报通用部分，主要包括：基本信息、事件发现环节信息、报告人信息、相关人信息、患者信息、事件发生范围（患者/访客/员工）、事件级别、伤害程度等。

2）不同事件类别相关信息上报：根据不同事件类别，自动显示对应事件的上报内容、事件发生后处置医嘱、事件发生后处理方法、结构化事件经过及处理措施、图片采集等。

其中，以跌倒/坠床为例，上报内容包括患者本次住院跌倒/坠床次数、事件发生前患者的活动能力、事件发生于何项活动过程、伤害级别、主要原因类型、事件发生前有无风险评估、风险评估工具、风险评估级别、事件发生时有无约束、事件发生时在岗责护人数、事件发生时在院患者数等相关内容。

（3）事件审核。

系统支持事件上报及记录各部门审核操作过程，如护士长审核、主管部门审核等环节，系统会记录各环节用时，若超期则通过"钉钉"短信、系统弹框等形式提醒各部门及时审核。

（4）事件分析整改。

在分析整改环节，系统支持依据设定好的鱼骨图模板逐项分析，可使用平板电脑或手机端实时上传附件。事件分析整改后进行提交。

（5）跟踪评价。

事件分析整改提交后支持逐级跟踪，系统将智能推送消息至对应的护理学组或科系护士长处，学组或科系人员进行跟踪评价，随后由主管部门进行再跟踪评价及归档。

（6）事件查询。

系统支持事件以时间轴的形式展示完整进度，相关部门可通过点击时间轴中节点快捷按钮，跳转至相应操作页面。

（7）统计分析。

护理安全（不良）事件管理系统的"统计分析"模块，包括基本统计报表、统计图表分析、不良事件专项分析、不良事件分析报告四个板块。

1）基本统计报表：根据发生科室、上报科室、事件类型、事件等级、时间（年度、季度、月度）等对上报数据进行多方位汇总、统计及导出。

2）统计图表分析：针对事件类型、伤害级别、发生例数、发生科室、层级分布、发生时间、审核延时监测等维度进行统计分析，以柱状图、折线图、饼图、柏拉图、箱式图等图表形式进行不良事件基础信息数据的分析，并支持导出功能。

3）不良事件专项分析：不良事件专项分析模块会针对跌倒/坠床、压力性损伤、管路滑脱、烧烫伤等事件进行智能分析。以跌倒/坠床为例，以各类图表形式展现性别构成比、年龄层占比、次数构成比、发生时间占比、发生地点占比、活动能力构成比、活动过程占比、责护工作年限构成比、发生时护患比等，进行专项事件相关信息分析。

4）不良事件分析报告：根据系统后台的报告编辑器，结合数据进行整合分析，系统可实时统计并展示各临床护理单元或全院护理安全（不良）事件的发生现状。系统通过自动生成不良事件报告，取代以往的人工数据、文档、图表汇总统计方法。

三、亮点分享

安全（不良）事件管理作为医院质量安全管理的重要组成部分，完善不良事件管理对于提升医疗质量和患者安全有着促进作用。我院研发的护理安全（不良）事件管理系统在回顾大量文献的基础上，从设计思路、系统架构、研发过程、各功能模块等方面对国内护理安全（不良）事件管理系统建设现况、存在的不足及建设意见进行了全方位的考究。目前系统经测试运行后已全面上线、运行平稳。本案例已较为详细地介绍了系统的功能特点和应用方法。

1. 实现了上报内容的结构化、简便性、完整性

系统建立了结构化、标准化的护理安全（不良）事件术语，实现了上报内容的结构化、简便性、完整性，提高了临床护理人员和监管职能部门的工作效率，提高了不良事件的上报率及数据的准确性；护理信息交换的元数据标准化为医疗信息资源的互联互通奠定了基础。

2. 实现了护理安全（不良）事件的全流程监控

信息化的前护理安全（不良）事件主动检测闭环+后护理安全（不良）事件上报闭环管理模式，实现了护理安全（不良）事件的全流程监控。通过风险评估、预警提示、事件上报、整改分析、跟踪评价等环节，系统规范了护理安全（不良）事件管理。对于实际发生未上报的疑似事件通过特征性关键词的提取，同步实现了疑似漏报事件的筛查、监控作用。同时，涉及护理敏感不良事件的相关指标已纳入我院护理质量评价标准内，有效增强了护理人员对护理安全（不

良）事件的上报意识，营造了以质量和安全为导向的护理安全文化。

3. 为护理管理者做决策提供了有力的数据支持和信息保障

系统的全景分析法可按照事件类别、发生时间、发生人群、发生科室等多维度开展数据统计、对比并生成报表。这便于护理管理者实时查询与评估，进行深入的数据二次挖掘，为临床护理管理者提供了辅助决策信息，完善了不良事件管理系统的事件分类及权限监管，引导各部门关注过程管理的实时监控、系统汇总和专业分析；关注不良事件的深层原因，对所发生的问题从系统、流程、制度等方面进行改善，避免片面地归因于人为因素。

四、未来展望

随着医院管理者对患者安全的重视，以及安全信息技术的不断提高，护理安全管理有了明显改善。但研究数据表明，全国护理安全（不良）事件的发生率仍有增高趋势，这表明仅通过对不良事件的流行病学调查和单纯依靠信息技术保证护理安全是远远不够的，护理人员对待护理安全的态度至关重要。这就需要建立一种"安全文化"的氛围，把对不良事件上报的管理提升到文化管理层次，使医院每一位护理人员在正确的安全观念支配下规范行为，放弃拒绝承认错误、惩罚失败的文化，注重有效沟通，鼓励不良事件上报，让报告系统获取真实信息，公开分析不良事件发生原因，促进报告系统缺陷的改进，从差错中得到启示，从而确保护理安全。

相信未来全国范围内将规范护理安全（不良）事件自愿上报机制，明确上报的不良事件种类、范围；运用信息化技术对护理安全（不良）事件进行统计分析；建立专家团队，对护理安全（不良）事件进行科学、准确评价；建立反馈机制，及时对护理安全（不良）事件提出改进建议；定期发布不良事件报告供医疗机构公开查阅，以提升护理质量安全。

案例四

中医护理技术类不良事件全流程闭环管理的结构化设计与应用

近年来，随着国家对中医诊疗与护理技术的大力推广，中医临床护理技术在临床上的应用越来越广泛。与常规的西医护理技术相比，中医护理方法讲究辨证施护，因器具简单、操作方便、疗效快、适用范围广等优势，备受患者青睐。但由于患者体质不一、护理人员操作流程不规范等，中医护理技术在应用过程中也会发生护理安全（不良）事件。为保障患者安全，减少中医护理安全（不良）事件的发生，捕捉中医护理技术相关护理安全（不良）事件的信息显得至关重要，通过共享经验教训，预防类似事件再次发生。因此，建立一个高效、畅通的护理安全（不良）事件报告系统，是保障患者安全的有效的管理手段。

我院基于护理安全（不良）事件管理系统，将中医护理技术类不良事件进行专项事件分类、专项事件上报及管理模块的梳理，从而加强了中医护理人员对中医护理技术类护理安全（不良）事件风险管理的上报和防范，进一步保障了患者安全。

一、案例

患者，王××，男，81岁，住院号：2072××××，中医诊断为中风（气滞血瘀证），西医诊断为脑梗死。患者于2022年4月16日，以"左侧肢体活动不利4个月余，伴烦躁1周"为主诉入院，二级护理。入院第4天，遵医嘱予以艾箱灸治疗。

医嘱开始时间：2022.04.16。

操作开始时间：2022.04.20，10：00。

操作次数：第4次。

烫伤风险评估：患者意识清醒，自理能力重度依赖，皮肤完整、皮肤温度正常、皮肤敏感性中度异常。

操作中，患者体位半坐卧位，操作时长30分钟。

治疗部位：双侧膝关节。

治疗地点：病房内的中医治疗室。

整体治疗过程中顺利，治疗后皮肤微红无异常，常态化交代注意事项。于18：10，护士床旁交班过程中，发现患者左侧膝关节内侧散在数个小水疱以及2个大水疱，立即予以对症处理，患者情绪稳定。当班责任护士人数6人，在院患者数56人。

二、实施步骤

Step 1 不良事件上报

1. 系统登录

通过医院内网系统打开护理管理信息系统，所有在本院注册并在护理岗位工作的护理人员，通过输入工号和原始密码，即可登录护理管理信息系统。进入护理管理信息系统后，点击进入"护理安全（不良）事件管理系统"。

2. 选择事件分类

本次发生的护理安全（不良）事件为艾灸导致的烧烫伤，属于护理管理类。当进入"护理安全（不良）事件管理系统"后，点击"护理管理类"左侧弹出不良事件类别，选择"中医护理技术类"进入上报界面。

3. 完善事件通用部分信息

事件通用部分信息包括以下内容。①基本信息：主管部门、次要部门、上报方式（实名/匿名）、发生时间、发生科室、发生区域、是否涉及患者；②事件发现环节信息：发现时间、发生地点、告知人、告知时机、通知人员等；③报告人信息：上报科室、上报人、工作年限、层级、职务、职称、联系电话、学历等；④当事人信息：当事科室、当事人、工作年限、层级、班次、职务、职称、联系电话、学历等；⑤患者信息：住院号/门诊号、患者姓名、性别、床号、护理级别、入院时间、入院诊断、年龄、诊疗类型等；⑥不良事件级别：事件发生范围（患者/访客/员工）、事件级别、伤害程度等。

其中，基本信息中主管部门根据事件上报类型及上报人员类型自动默认为护理部，报告人/当事人/患者信息，全部自动提取。其他无法提取的信息由报告人以点选形式进行填报。

4. 完善事件类别相关信息

事件类别——系统自动默认中医护理技术类，事件类型——护士手动选择"烧烫伤"，根据烧烫伤程度选择"伤害等级"，根据中医护理技术类型选择"灸类"；通过点选+手动编辑的方式完善操作的次数、本次操作时长等条目；其中医嘱开立时间、事件发生后处置医嘱，通过点击右侧"查询医嘱"选择具体医嘱项。

5. 完善事件经过及处理措施

在事件经过及处理措施条目里，护理部设置了统一的结构化话术模板，系统自动提取患者姓名、发生时间等重要信息，过程描述在手动编辑、无误后点击"插入"即可。

6. 图片采集

点击上传不良事件相关照片，选择图片，点击"确定"按钮即可。系统支持在"E护助手"或者平板电脑端拍照上传。

7. 上报不良事件

所有项目录入完毕后，点击上报界面右上角"上报"选项，即可完成上报。

Step 2 不良事件审核

护士上报后，护士长对上报事件的完整性、真实性审核后，护理部再进行审核。

1. 系统登录

护士长/护理部使用工号密码登录系统。

2. 审核操作

进入护理安全（不良）事件系统后，点击左侧栏"不良事件审核"。在待审核里，可以通过选择上报日期、输入上报人等进行检索查询。护士长逐一核实事件通用部分及事件类别相关信息，确定正确、完整后，点击"审核通过"即可；反之点击"审核不通过"按钮，并录入不通过原因；若此事件不需要上报，点击"作废"按钮。护理部审核操作步骤同上。

3. 事件进度查看

可以按照当事科室以及时间进行检索查询，以时间轴方式展示事件的进度及每一环节的完成时间、用时、上报科室/审核部门等，相应环节下可直接点击编辑符号进入编辑/审核界面。

Step 3 不良事件分析整改

根据我院护理安全（不良）事件管理制度，在分析整改环节，不良事件由主管部门审核成功后，事件发生级别属二级及以上的事件或待分析整改的特殊事件，系统将自动流转至下一环节，由上报部门人员针对此事件进行分析整改。

1. 完善分析整改内容

通过上报日期和上报人进行检索，查询到不良事件记录，进入事件讨论界面，患者姓名、性别、住院号、事件经过及处理措施等事件相关信息自动生成，手动选择讨论日期及时间、讨论地点、主持人、参加人员，手动编辑讨论发言内容。

2. 原因分析/整改措施

原因分析和整改措施通过点选"鱼骨图"选项，按照人、机、料、法、环逐级录入即可。录入完毕后，在鱼骨图上可以查看详细内容。经过确认的真因，双击鱼骨图上相应的项目，将自动变红标记为真因/要因。

Step 4　不良事件跟踪评价

我院护理安全（不良）事件跟踪评价，采取科室分析整改、二级跟踪评价、护理部三级跟踪评价的三级跟踪评价模式。其中，当事件匹配有所属的专业学组时，由学组成员进行二级跟踪评价。如事件无归属的专业学组时，由科系护士长进行二级跟踪评价。本次事件类别属中医护理技术类——烧烫伤，由科系进行跟踪评价。

1. 科室一级跟踪评价

科室质控员跟踪整改措施落实情况及事件伤害转归等情况后，进入不良事件讨论记录单，完善效果自评、总结发言、图片采集等相应栏中记录事件整改效果以及总结等信息。

2. 科系二级跟踪评价

科系护士长进入跟踪评价界面，系统智能展示事件上报、审核等各环节相关信息。科系护士长在跟踪评价框内，点选"已改进"或"未改进"选项，录入评价内容，点击提交即可。

3. 护理部三级跟踪评价

护理部的跟踪评价操作方法同科系二级跟踪评价方法。护理部依据不良事件分析改进情况给予意见，点击"审核通过"或"审核不通过"选项。审核通过的事件，系统自动转为"已归档"状态；未审核通过的事件，系统继续流转，从科室一级跟踪评价环节开始重新跟踪评价，不限跟踪频次，直至改进措施落实。

Step 5　不良事件专项分析

事件专项分析功能，根据月度、季度、年度将烧烫伤事件进行相关信息分析，按照环形图或对比图等图表自动生成更易查看的统计分析图，护理管理者可针对此类专项事件进行专项分析。

三、流程图

不良事件上报、审核、分析整改、跟踪评价、专项分析流程如图4-16所示。

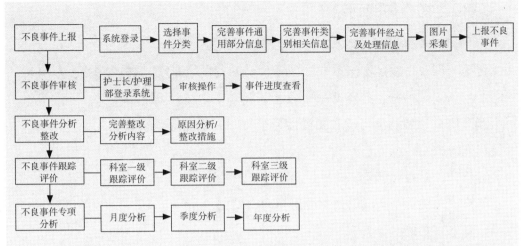

图4-16 不良事件上报、审核、分析整改、跟踪评价、专项分析流程

四、案例总结

本案例以一例中医护理技术类不良事件为例，从事件上报、审核、分析整改、跟踪评价、专项分析等环节，详细介绍了我院护理安全（不良）事件管理系统的具体应用流程。

借助护理安全（不良）事件管理系统平台，我院在临床科室、科系/亚专业学组和护理部之间形成了自下而上、自上而下的信息化反馈机制。中医护理技术类不良事件的专项事件分析模块，针对各类中医护理安全（不良）事件，智能形成相关信息分析结果。护理部每月、每季度、每年对各项结果进行统计分析，归纳总结出相应不良事件的发生规律，从而提高中医护理技术质量，提升护理风险管理水平，为患者的安全护理提供了有力的保障。

第五节 护理培训及考试管理系统

信息化管理已成为医院护理管理现代化的重要标志，信息技术广泛应用于临床及管理的各个环节。护理培训与考核是护士规范化管理的重要组成部分，对提高临床护士的专业技术水平和整体素质具有重要意义。医院借助信息化手段，可以实现资源的有效利用和开发，因此借助现代化教学工具，构建一个适合护理人员实践技能培训的信息化平台显得尤为重要。

一、建设之初存在的问题

1. 培训及考核需人工记录，费时、费力

传统培训及考核是"账本式"管理，手工完成培训登记本、考核记录本等。

2. 培训方式单一、内容针对性不强

线下培训、考核参与度和积极性易受时间、空间等因素影响，且分层培训、考核实施困难。

3. 统计汇总耗时长

年终汇总统计个人成绩及学分，费时、费力。

4. 存在信息透明性差

个人考评成绩可视性差，影响了人员培训的积极性。

二、建设过程

（一）护理培训及考试管理系统的构建

1. 组建项目小组

由护理部牵头，挑选一名护理部专职培训、考核干事为信息专员的组长，负责工作的统筹实施；病区护士长为需求调研对象；抽调各总带教为组员，负责前期讨论测试、需求的落实、后期推广培训与持续优化；信息科和软件公司专职负责人员全程参与；各科室信息联络员负责信息系统需求的收集、培训、问题的发掘和上报等。

2. 需求调研

了解护理人力资源、组织架构及三级医院护士培训考评制度及要求，调研临床需求，分析信息系统开发的可能性。开发的护理培训/考试信息化系统需符合国家政策、医院工作流程及临床工作需求，以提高护士综合能力，提升临床服务质量。

3. 系统设计

护理培训及考试管理系统由我院护理部、信息科与软件公司联合开发。护理信息专员与软件工程师进行对接，沟通系统设计的目的、主要功能、培训考试要求、临床需求等，确定系统实施后要达到的目标。护理培训及考试管理系统是护理人力资源管理系统的一部分，与护理人员档案管理系统、护理排班管理系统、护理请假管理系统对接，实现数据共享与实时传送。护理部与信息科基于医院临床医护人员操作系统对接护理质量控制系统，建立"移动平板客户端统一集成平

台→医院基础信息系统→钉钉移动手机端"三层架构，设置院内护士N0、N1、N2、N3、N4五个人员层级及实习、进修、规培、院外专科护士等人员类别。

4.数据导入

将录制的护理基础操作和专科操作等视频导入培训库，确定各层级护士培训课程及考试内容，并将培训课程、结构化中医护理理论考试试卷、中医护理技术操作考试评价标准、西医护理理论考试试卷、西医护理技术操作考试评价标准导入护理培训及考试管理系统。理论考试内容包含护理学教科书、职称考试、护理专科、护理核心制度、护理"三基"（基础理论、基础知识和基本技术）等知识，考试内容来自一个拥有22 000道题目的海量题库，该题库结构全、覆盖面广，题型、难易系数和专科类别自由组合的结构化理论试卷，可满足各层级考核出题。

5.系统功能测试

护理部、信息专员与软件工程师确认最终设计方案，护理信息组进行系统的内部测试，并与项目组人员反复讨论，对系统进行优化。

6.系统试运行

系统建成之初，在所选试点病区进行应用、反复讨论、修改、完善。系统测试完成后，全院推广应用。

（二）护理培训及考试管理系统的应用

1.权限设置

通过设置护理部、科系护士长、护士长三级管理员，实现三级培训管理体系。一级管理员负责统筹管理全院人员信息档案，档案信息包括科室、能级、学分、积分等；可筛选科室分布及人数，批量导入或修改新建、转岗、离岗等护理人员的资料。二级、三级管理员负责查看和维护管辖范围内的护理人员信息档案，落实本科、专科教学活动，及时掌握培训和考核进度，根据不同能级晋级标准，通过信息数据的整理、汇总、分析，实现阶段性的动态评价和晋阶评定。系统模式逐渐转变至护士主动参与、管理者做终极审核的管理模式。

2.培训管理功能模块

此模块功能在临床使用频次较多，包含培训计划、培训管理、考试管理、人员管理等内容，此模块与护士"钉钉"工作台、"E护助手"互联互通，护士培训及考试均可通过手机端完成（图4-17）。

（1）培训计划。

培训计划包括月计划、季度计划、年度大纲，由护理部培训及考试专职人员制

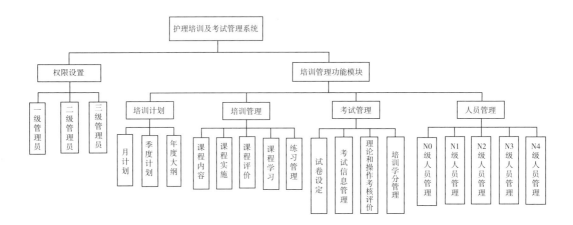

图4-17 护理培训及考试管理系统架构

定年度大纲，年度大纲包含培训计划（月份、类型、培训内容、培训/考试对象）。

（2）培训管理。

1）课程内容：基于护士临床核心能力架构，课程按层级分为基础性课程和专科性课程两大类。课程内容涉及制度安全、护理质量、急危重症、人文科研等，如 N0～N1 级人员课程重点在于基础理论、操作流程和制度规范等；N2 级及以上人员课程重点在于专科护理、教学管理、疑难病症讨论、人文科研等，并通过业务学习、护理查房、远程教学等多种形式开展。

2）课程实施：进入课件管理上传课件，在制订计划中实施分层培训，选择课程类型、类别、培训人员层级、设置学分、添加试题、分值等，如培训主题为"留置针使用的流程及规范"，该课程为基础性课程，勾选培训对象。培训完成后系统自动生成包含参培率、合格率等在内的综合报表，全方位掌握各级人员的参培度及完成度。

3）课程评价：每场培训设定课程评价问卷，问卷涵盖教学计划、培训管理、考试管理、题库管理四个项目，每个项目分为满意、一般、不满意三个等级。学员通过扫码的方式，对讲师的授课技巧及课程适用性等进行评价，以便获得各级人员的真实期望和意见，实现教与学的双向互动。

4）课程学习：线上，护士可通过手机端在线选课、听课、答题，解决了护士因时间冲突而无法完成业务学习的问题，优化了护理培训模式。线下，培训课程信息包括培训计划、培训报名、培训现场签到和培训报表。系统设置可一键导入月培训计划，单次培训计划可直接新增，提前一周发布培训公告，开启报名通道，护士在手机端可收到报名通知，并在手机端自行报名，直至达到设置的报名人数上限。病区护士长在手机端或者电脑端均可组织正式培训，可通过短信形式通知到每位报名的护士。培训现场签到有专属二维码和定位功能（二维码实时更新，管理员可以随时查看培训报名人数和实际签到人数）。

5）练习管理：护理人员利用碎片化时间，进入考试系统进行模拟练习，自我评价学习效果，查看得分、错题分析及答疑，了解薄弱知识结构，从而进行针对性的学习、巩固。

（3）考试管理。

1）试卷设定：由护理部培训及考试专职人员根据计划选择层级，试卷后设定时间、时限、及格分数线。

2）考试信息管理：可查看考试通知及反馈。

3）理论和操作考核评价：理论考试经线上阅卷评分后，系统给出错题分析，考试者可进行针对性的学习、巩固。护理部对理论题库进行定期更新、优化。操作考核内容及标准依照《临床护理技术操作规范》在线下实施，护理部通过操作竞赛、民主推选等方式择优选拔高年资 N3 级护士及操作能手，组建操作考核小组定期对操作流程及评分标准进行优化，集中讨论、设计专科案例和情景。采用临床实践能力考核案例实践的模式进行现场考核，并在手机端进行评分，考试结束后可直接导出成绩汇总表。

4）培训学分管理：培训学分包括院内理论培训积累学分、微课堂积累学分和操作考核理论考核积累学分。护士可在手机端查看年度学分完成情况，护士长审核本科室护理人员学分完成情况，护理部审核全院护士的学分。

（4）人员管理。

此系统与护理人力资源管理系统互联互通，根据《护理人员分层级管理办法》要求，能级培训采取学分制，各级人员须按计划完成相应学分，每年度考核反馈1次，未完成者给予降级或延迟晋级处理。合格标准：N0 ~ N1 级总分 130 分，年度考核要求学分≥90 分为合格；N2 ~ N3 级总分 120 分，年度学分≥80 分为合格；N4 级总分 110 分，年度学分≥70 分为合格。管理员利用系统平台对全年护理人员的参培、参考次数、合格率、学分、积分情况等进行多维度梳理，生成分析报告，配合完成各级人员的评定考核工作。

三、亮点分享

1. 创新培训及考核模式

传统护士培训以线下为主，由于人数、时间及场地限制，人员集中程序烦琐，且以被动学习方式为主。线上培训学习拥有多元化的培训知识库，护士可以自行安排学习进度，根据专业领域及兴趣选择课程，拓宽了护士的学习范围，提高了其自主学习能力，且线上预约培训及考试程序简单，节约成本。

2. 健全分层管理架构

该系统根据医院实际情况灵活设置管理机构层级，满足科室、科系、护理部三级管理模式，系统各级别设有独立账号管理，并且每一层级都拥有权限对所管辖内的护理人员进行独立的培训教学管理。完善的权限等级分配可以适应医院不同层级的管理需求。

3. 规范落实分层培训与考核

以"E护助手"系统为信息化支撑，将培训模块和分层计划融合，方便管理人员统筹管理和进行培训任务安排，引导各层级人员有计划、有目标地完成阶段性的学分；系统也会自动提醒完成进度和晋级差距，使得护理人员能快速知晓晋级考核的通过率、参培主动性、理论考核和操作技术考核情况，帮助个人临床实践工作能力的提高，将分层培训落到了实处。

4. 准确评估与反馈

管理者通过手机端或电脑端管理后台，实时查看护理教学过程数据、结果数据，对各级人员培训情况进行动态评估与监管，进而发现实施环节中的缺陷和不足，及时发布月度、季度多维度分析报告，形成在线审阅、实时反馈的良好机制，为管理者提高护理培训教学管理质量提供决策支持。

5. 科学、高效整合培训及考试信息

培训及考试管理系统高效利用了信息化，实现了无纸化的签到、培训、考试，系统实现自行出卷、阅卷等多维度统计，为年终评优及晋升提供了客观的数据参考依据。

四、未来展望

我们要充分利用信息技术发展带来的机遇，将信息技术与培训考试进行整合，不是简单地将信息技术作为辅助的演示工具，而是要实现信息技术与学科教学的"融合"，要在利用信息化学习环境和资源的前提下，使护士进行知识的重构和创造。信息技术带来了大量信息冲击，这要求护理培训及考试管理系统的知识库负责人需要具备优质培训资源选择及分配能力。但现阶段培训及考试系统知识库独立存在，资源有限，未来我们希望通过信息化手段使各家医院知识库实现共享，以更新教学观念、改进教学方法、提高教学效果，鼓励护士利用信息化手段去自主分析和解决问题。

第五章

医院护理信息化展望

第一节　相关信息技术

随着计算机网络技术的不断发展和管理理念的不断更新，计算机技术逐渐渗透到医疗各个领域并得到广泛应用。医院信息化建设已成为提升医院品牌形象和管理水平的重要手段。医学信息化的快速发展为智慧医院建设提供决定性支撑平台。本节分别介绍了自动识别技术、3D打印技术、人工智能技术、物联网技术及区块链技术在医院信息化建设中的应用情况。

一、自动识别与数据采集技术

自动识别与数据采集（Automatic Identification and Data Capture，AIDC）技术是一门应用性较强的综合性科学技术，它以计算机和通信技术为依托，主要具有对物体标识、数据采集、编码管理和传输等功能。随着国家新医改政策的出台，自动识别与数据采集技术在医疗领域得到广泛应用。

AIDC是将信息数据自动识读、自动输入计算机的重要方法和手段，目前已形成了一个包括条码识别、磁卡识别、光学字符识别、射频识别、生物识别、影像识别等集计算机、光、机电、通信技术于一体的高新技术学科。

中国医疗自动识别与数据采集技术主要用于识别患者床头卡信息、腕带信息、输液瓶贴信息，也多应用于检验科及血库等。AIDC包含多个技术研究领域，具有广阔的市场前景，各项技术各有所长，面对各行业的信息化应用，AIDC将形成互补的局面，并将更广泛地应用于各行各业。

二、3D打印技术

3D打印技术作为一项前沿性的先进制造业技术，快速改变着人们的生活，并在生物医学、文化创意、建筑等领域发挥着重要的引领作用。

3D打印技术在医疗领域应用广泛。通过3D打印获得医疗模型，可帮助医生进行手术规划和模拟，直观患者的三维组织结构。如医生通过3D模型明确骨折碎片大小、形态和位置，模拟手术路径，指导选择手术器械型号，帮助医生在手术过程中实现精准定位。3D打印用于制作紧急公共卫生制品，如呼吸机阀门、面罩连接器、鼻咽拭子、过滤器、临时紧急隔离住所等。利用该技术在公共卫生事件紧急状态下可快速解决问题，这为3D技术的广泛应用提供契机。

3D打印技术在临床护理中的应用主要包括使用3D打印实物模型进行护理教学和对患者健康宣教两方面。在辅助临床护理教学方面，与传统教学方法相比，3D打印实物模型在解剖形态学等方面具备较好的展示能力，可辅助展现丰富的教学内容，如解剖结构、病变组织等。3D打印实物模型作为护士理论知识培训的辅助工具，使护士对知识点更易理解掌握。如将3D打印技术与以问题为基础的学习（PBL）教学法相结合，运用3D打印技术制作病灶模型，以帮助护士更具象化理解疾病的发展变化。因此，3D打印技术对护理人员学习相关知识有一定的应用价值。

三、人工智能技术

人工智能（Artificial Intelligence，AI）是研究、开发用于模拟、延伸和扩展人工智能的理论、方法、技术及应用系统的一门新的技术科学。人工智能工具将减轻护士的工作负担，使他们能够集中精力去充分利用自己的护理经验、知识和技能，进而发挥更大的作用。

国内人工智能辅助护理在护理领域的许多方面取得了一定效果。静脉配药方面，我国研发的首台智能静脉机器人于2005年进入三甲医院并投入临床使用，使配药过程操作更便捷、安全，并且提高了配药工作的效率，减少了药物残留和配药错误。吸痰护理方面，我国自主研发的吸痰机器人通过稳定的机械化操作，让吸痰操作变得标准、规范、精准，解决了由于操作不当导致的吸痰有效性和安全性不足的问题。在导诊方面，人工智能导诊机器人可利用语音识别和机器学习技术，收集与患者的对话，然后提出问题，形成有效决策，加以人工辅助，可解决多数重复性问题，有效减少了人力、物力的浪费。

人工智能在我国护理领域的关注度越来越高，应用前景良好。人工智能在护理领域中的应用，改变了护理工作实施的理念。新的技术为护士节约更多的时间和精力，但对护士的护理目标及护理质量要求仍然不会改变。护士应该用新的思维方式去护理患者：将自己的护理经验、护理知识和护理技能融入新的技术，护士将成为信息整合者、健康教练以及人类关怀的传递者，使人工智能支持护理工作，而不是被人工智能取代。

四、物联网技术

随着时代的发展，现代医学已离不开信息技术，逐步从信息互动、存储、传输等基础功能走向深度融合。信息技术在临床护理、疾病诊断、智能手术等领域发挥越来越多的作用。物联网技术作为信息技术的一种前沿技术，将其融入医学，可以实现远程体检、远程医疗照护、医院智能管理等多项功能。物联网技术在护理临床实践中的应用多集中于药品、人员和管理信息的数字化采集、处理、传输和共享。这些优势有效缓解了医疗护理平台支撑薄弱、护理服务水平整体较低、护理安全生产隐患等问题。

物联网在物品和人员动态管理中的应用，如门禁系统、药品管理、标本管理、病案管理、固定资产、手术室器械、消毒包等，在这些设备中设置RFID标签（电子标签），可用来清点、查询、维护或定位追溯记录。在护理行为管理方面，医院通过物联网技术手段实现护理精细化管理，如对护理人力资源和质量控制管理，将终末管理转变为过程管理，使护理管理流程化、信息化，有效节省了人力检查成本。

物联网技术在护理中的应用，为护理发展带来颠覆性变革的同时也带来了机遇与挑战。该技术通过移动计算、智能识别、数据融合、智能感知决策的信息技术，极大解决了传统护理在信息核对安全性，沟通、记录及时性，记录及数据统计准确性等方面存在的问题；同时给护理带来了全新的信息平台，还需要护理学专业与信息学专业人员进行跨专业协作，持续推动护理服务与物联网技术融合，提高护理服务质量。

五、区块链技术

区块链由一个共享的、容错的分布式数据库和多节点网络组成，具有去中心化、开放性、独立性、安全性、匿名性的特点。区块链在医疗卫生领域的应用涵盖医疗数据保护与共享、电子病历、药品溯源及防卫、医疗保险和医联体等。近年来，随着信息技术的发展，区块链技术逐渐与医疗卫生进行融合创新，如将区块链技术与DNA钱包、远程会诊等医疗技术相结合。

区块链技术的安全可靠性，被视为继云计算、物联网、大数据之后的又一项颠覆性技术。医疗行业所面临的大规模数据质量问题，很可能影响整个医疗行业的发展。区块链技术有助于解决这些问题，不仅能够维持医疗数据的安全性和完整性，还能够提供唯一的真实性的根源，并使系统不接受人为错误。区块链技术在医学领域的应用将是一个主要的技术增长点。随着相关政策与应用标准的不断落地，区块链技术在医学领域的推广应用将顺应全球智能医学发展的时代潮流，展现出巨大的潜力与应用前景。

第二节　信息化技术在护理临床教学中的实践

临床教学作为护理人才培养的重要组成部分，能够使学生的理论知识向实践能力转化，培养其临床思维和专业技能，对学生的职业发展起着重要作用。长期以来，教育信息化正成为推动教育系统性变革的因素，加速引领着教育现代化。本节将阐述信息化护理教学过程中存在的问题及未来的挑战。

一、信息化在护理教学中的应用

传统的实践教学模式已无法满足现代化护理专业人才需求。信息化护理实践教学注重培养学生自主学习能力，其教学形式不受地域、时间的限制，实践教师借助资源平台发布教学资源。学生可利用空余时间进行学习，能够有效提高学生的自主学习能力。信息化护理实践教学通过各种表现形式，如微视频、图片等满足学生的视听需求，培养了学生浓厚的学习兴趣，提高了教学质量。

虚拟仿真技术在护理实践教学中能够打破传统实践教学的局限性，加强对学生综合能力和高级思维的培养，但基于虚拟仿真技术的实践教学无法完全取代侵入性护理综合实训技术的传统教学，需将其与线下教学资源结合，构建虚实结合的实践教学体系。

各种网络教学平台在护理临床带教的应用中发挥着越来越重要的作用。国内教学应用的网络教学平台众多，如微信、钉钉、爱学平台等。在培训教学中利用多媒体技术实现对多种教学资源的有效整合，文字、图片、视频等在统一的多媒体平台上围绕教学目标合理应用，极大地增加了课堂教学方式和内容的多样性、丰富性；充分利用网络教育资源开辟第二课堂，微课、慕课、翻转课堂等基于现代教育技术的新型教学模式的出现，极大地促进了学生深度学习。尤其是在护理专业的实践教学方面，信息化教学相较于传统教学，在诸多方面发挥出其优势作用，例如：大量图片、视频教学资源的运用，使学生更为直观地感受到护理的专业性，更具实践意义；视频课件、微课课件让学生能够反复观摩，更有利于提高学生的实践操作技能；师生互动更为便捷，信息沟通渠道多样，进一步增强了学生解决实际问题的能力等。

二、现状与展望

1. 缺乏对信息化护理教学的系统性认识

信息化教学的开展还停留在简单的信息技术应用层面，将多媒体教学等同于信息化教学，缺乏对信息化教学的系统性认识，对信息化教学的本质内涵理解不够深入，这在很大程度上影响了护理专业临床教学的有效性，教学成果不尽如人意。信息技术对教育发展具有革命性影响，必须予以高度重视，应充分利用优质资源和先进技术创新运行机制和管理模式，结合现有的资源优势进行整合，借助先进的数字技术以及计算机技术不断优化教育管理，提高教学效率。

2. 教师的综合素质不高、能力不足

教师的综合素质不高、能力不足，影响了信息化教学工作的有效开展。在传统教学模式下，教师职业素养主要集中在专业素质与能力方面，而信息化教学则对教师的综合素质与能力提出较高的要求，教师不但要具备良好的专业素质与能力，还要具备较强的信息技术素养，能够满足多媒体技术运用、信息化教学设计等诸多方面的要求。就高等职业教育中的护理专业的教师队伍现状而言，一个突出的问题就是复合型教师人才严重不足，不少专业教师的年龄偏大，其专业素质与能力没有问题，但比较缺乏信息化教学所要求的技术素养，这在一定程度上影响了护理专业教学的高效性。

3. 信息化护理教学展望

具有针对性的、高质量的教学设计是实现护理专业高效教学的基础与关键环节。在当前的护理专业教学设计中，虽然信息技术作为重要的设计要素被融入教学设计各个模块当中，但其本质上遵循的还是传统教学设计的思路与方法。信息技术的运用仅仅体现了其工具性，而没有从人文角度来重构教学设计的思路、流程与方法等，这在很大程度上没有体现出信息化护理教学的优势，也影响了护理专业最终教学成果的输出。因此，从护理专业高效教学的角度出发，围绕信息化

教学进行专业教学设计，是提高教学质量及教学有效性的重要途径。

教学方法的选择以及教学评价等环节，要以高效教学为目的来进行教学设计，需要以信息化护理教学为核心来对教学过程的各个环节进行优化、重构，如此才能充分发挥信息化护理教学在提高教学效率与质量等方面的优势。

教师的综合素质与能力对护理专业高效教学有着至关重要的影响，尤其是信息素养的高低，决定着信息化教学实施的有效性。基于此，护理专业要实现高效教学，必须通过多种途径来提升教师的综合素质与能力，为高效教学奠定坚实的基础。带教教师要具备终身学习的理念，要时刻关注教育领域信息技术应用发展的趋势，对于新技术、新方法在教学中的应用要保持一个积极的学习态度，做到与时俱进。学校与医院要加强对复合型教师的培养、引进和吸收，优化带教教师队伍的能力结构。对于护理专业教师，学校与医院应鼓励其积极开展信息技术专业再教育，增强其信息化专业教学能力，拓宽其教学能力边界，有针对性地提升教师专业教学水平与能力等。

三、小结

从根本上来说，高效教学是所有教育工作者的本质追求，体现了教师的教学水平及教学质量。护理是一门理论性与实践性都比较强的专业，高效教学对教学任务的完成至关重要。护理专业课程教学中要想实现高效教学，教学模式与方法的革新是重要的途径，而信息化教学则为这一途径提供了必要的基础支撑。目前，护理专业基于信息化的高效教学还处于发展阶段，虽然已经取得了一些成效，但在诸多方面还有待进一步探索，尤其是基于信息化的高效教学体系的建立，不是一朝一夕就可以完成的，需要从顶层设计出发，完善教育教学创新机制、加强信息化教学基础投入、优化信息化教学师资队伍等，如此才能使基于信息化教学的护理专业高效教学得以实现。

第三节　基于护理信息化的护理科研展望

一、护理信息化研究概述

《全国医疗卫生服务体系规划纲要（2015—2020年）》中明确提出，要积极开展健康中国云服务计划，积极应用移动互联网、云计算、可穿戴设备等新技术，推动惠及全民的健康信息服务和智慧医疗服务，逐步转变服务模式，提高服务能力和管理水平。借助计算机多媒体技术和大数据等信息化工具，采集、处理、分析和充分挖掘、利用海量的医疗数据，利用医学数据信息开展临床研究，解决临床实际护理问题，提高护理质量，成为未来医疗信息化发展的一个重要方向和目标。护理信息化研究有利于护理行业向现代化和标准化方向发展，信息技术和智能设备的应用能够改进传统护理工作模式，提高临床护理工作质量，优化护理管理流程，促进科学决策和提升成本效益。本节将阐述护理信息化研究过程中存在的问题及未来的挑战。

二、信息化在护理科研中的应用

护理信息系统在护理科研方面日益受到国内外专家、学者的重视，主要体现在基于大数据的应用分析。护理信息系统作为记录和整合数据的工具，在临床应用过程中可汇总大量的数据，是护理科研的基础。美国凯撒医疗集团（Kaiser Permanente）和美国退伍军人事务部的护理主管合作开发了一种基于证据的信息模型，该模型由护理实践驱动，使数据能够在组织和不同的电子健康记录之间获取、重用和共享，支持数据标准化，在护理设置、质量报告和研究之间进行患者转换。还有研究者开发了一个基于网络的护理实践和研究信息管理系统，主要用来处理临床护理数据，成功利用数据测量护理服务的表现及其对患者结果的影响，也能准确定位护理过程中需要改进的步骤。因此，利用护理信息系统简便地将护理工作中汇集的大数据分析内容整合于护理科研，再将护理科研的成果反馈并用于指导临床护理工作，提升护理服务质量。同时，数据仓库（Data Warehousing，DW）、数据挖掘（Data Mining，DM）、数据库中的知识发现（Knowledge Discovery in Database，KDD）等现代数据处理方法迅速崛起，显示了更高的效率和更强的科学性，已被应用于众多领域。以往对病案、临床检验、病理检查等大量宝贵数据资料的检索被视为十分费时甚至难以实现，而HIS的数据库检索功能使这项工作变得简单易行。信息化技术还可以对病历资料进行深入的统计分析，从而为医学科研提供服务，然而护理教学在信息化的发展过程中也必然会面临诸多挑战。

三、现状与展望

1. 护理信息专员科研能力不足

随着信息技术与医疗卫生行业的融合不断加深，行业可应用的信息化设备也愈来愈多。护理科研信息化的发展需要护理人员掌握护理信息学知识、护理信息临床应用知识等，具备护理信息学意识。目前，国内的护理科研工作受护理人员信息能力欠缺的制约，基础薄弱，研究质量有待提高。人员队伍的配置满足不了科研的需求。医学领域的科研人员对信息化的服务能力需求非常旺盛。但是，信息部门的人手有限，对于满足多样化的科研需求存在困难；文献检索技能差，缺乏信息检索基础知识，不熟悉信息检索系统和检索方法；外语交际能力缺乏，护理信息能力传播能力低。这些均会影响护理信息知识库的更新和制约护理信息化相关科研的产出。

2. 护理术语体系和数据缺乏标准化

护理数据专业性强、受保护程度高，医疗机构间相互独立，数据标准化程度低且缺乏统一标准，使得优质数据的获取极为困难，且健康行为、生活数据缺失，均阻碍信息化在健康领域的发展。规范标准的术语体系是学科发展的基础，北美护理诊断协会（NANDA）发布了北美护理诊断协会术语体系；美国奥马哈家访护士协会（VNAO）发布了奥马哈系统；国际标准化组织（ISO）也发布了护理相关术语标准，即《健康信息学　护理参考术语模型集成》（GB/T 25515—2010）（ISO18104：2003）。目前国内已经注意到护理信息学术语及数据标准化的问题。我国现有电子病历和临床护理实践的记录，尚未形成统一的护理信息标准体系，医院间信息共享程度低，信息孤岛多，存在重复、分散建设和多系统并立问题。各医院均是与软件公司单线联系，医院间难以实现信息资源共享分析，地区间资源整合不足等成为阻碍患者护理信息共享的重要因素。护理术语体系和数据标准化缺乏进一步阻碍了护理科研成果的应用与推广。因此，标准化语言是护理信息化建设的基础，也是护理科研数据收集必不可少的一部分。如何提升护理系统语言标准化值得我国进一步探究。

3. 多学科协作程度低

目前，大多数智慧护理信息系统是由各软件公司自主研发的，软件开发人员并不具备护理知识，软件程序是否贴合临床护士工作还存在较大问题。各医院使用的智慧护理信息系统无法构成护理信息体系，这严重限制了医院内部、医院和医院之间，以及国家之间护理信息的交流和资源共享。护理人员应了解专业方向与需求，关注专业动态信息，把握发展趋势。医院要加强护理部门和软件公司的深入交流和合作，使软件公司的开发人员了解护理工作的实际内容，拓宽软件的研发范围，完善信息知识结构，努力从资源提供者向资源、知识服务方转化发展，提高软件功能的全面性，营造更好的信息化科研环境。从护理学科发展的长远角度来看，护理与其他学科的交叉合作能够萌发新的科学问题并形成新的研究方向，成为护理学科生长点。

4. 护理信息化建设科研经费投入不足

医院领导缺乏对护理信息化建设的认识，长期以来我国大多数医院的信息部门对护理专业的信息服务也存在不足。医院的管理建设都是将医疗作为核心，护理只是作为医疗的辅助，位于从属的位置。因此，在很多医院中，检验信息系统、图像管理系统，以及临床信息系统的建设较为迅速，而护理信息化建设则非常缓慢。护理学科作为信息建设中的弱势学科，护理专业特色资源欠缺，护理专业信息服务不到位。即使一些医院订购了护理专业信息资源，由于得不到及时的宣传和技能培训，导致利用率仍然很低，造成资源的浪费和护理人员信息需求得不到满足。护理信息化能够促进临床发展，但由于经费投入不足，直接影响护理科研产出。

5. 展望

在信息化时代，一方面，信息化部门的工作人员要提升科研素养，深入了解科研规律及模式；另一方面，科研人员要提升自身的信息化素养，持续增强在科研过程中运用信息技术的能力，以及信息化应用意识的敏感度，充分发挥科研信息化的最大价值。通过这种方式，降低沟通成本，加大科研与信息化的契合力度，用护理信息系统提高工作效率及开展护理信息化研究，借助信息系统及时解决临床问题。

运用现代化科学管理，医院应对医学科研进行计划、组织、协调、控制，充分发挥医学科研整体功能，以取得最佳综合效益。医院科研管理者在信息化背景下运用新思维、新技术、新方法、新机制，充分发挥信息技术作用，创造一种全新的、更加有效的管理模式，提高管理效率，使调整后的人、财、物、信息这四大资源之间的协作关系能最大限度地发挥它们的整合作用，从而不断提升医院的科研实力和综合水平。医院采用现代化的管理模式和管理手段，实现各信息系统数据的互相"理解"，是搭建医疗数据共享平台的关键。医院还应加强护理学科与其他学科的交叉合作，应用多学科的知识和技术，扩大研究范围，加强理论探索；增加护理信息化研究经费的投入，使科研资源合理配置，满足医院发展的需要，改善患者体验和提高医疗效率，充分实现借助护理信息化研究促进临床护理创新发展的局面，增强医院的核心竞争力。

第六章

智慧医院

第一节　智慧医院概述

高质量发展已经成为各医疗机构当前和未来的发展主旋律，而智慧医院建设又是实现医院高质量发展的必由之路，也是未来医院的核心竞争力。什么是智慧医院？不是开通了线上缴费、线上诊疗就是智慧医院，也不是实现了数据可视化大屏展示就是智慧医院，其涉及软件系统、物联网设备、新一代信息技术等多个方面，不只是单纯地实现医疗业务信息化向智能化的转变，更重要的是能够优化和重构传统的医院流程，实现医疗智能化、服务个性化和管理精细化。

近年来，国家卫生健康委对智慧医院进行了定义和顶层设计，出台了一系列建设体系和评价标准，各级医疗机构以此为基础，通过信息技术的智能化应用，在诊疗、服务、管理等场景中，实现了诊疗业务智能协同、患者服务便捷高效和医院管理全面精细，具备了数据化、实时化、自动化、智能化的动态服务能力，不断提升医院现代化治理水平，逐步实现"三位一体"智慧医院建设，从而推动公立医院高质量发展。

一、智慧医院的概念与内涵

"智慧医院"的概念源于2008年11月国际商业机器公司（IBM）提出的"智慧地球"理念中的"智慧医疗"，主要是指利用先进的互联网和物联网技术，通过智能化的方式，将与医疗卫生服务相关的人员、信息、设备、资源连接起来实现良性互动，以保证人们及时获得预防性和治疗性的医疗服务。

从2010年开始，智慧医院的概念零星地出现在中国，最初是在某些具体的应用场景通过新技术来尝试提供高效便捷的医疗服务。直到2019年，国家卫生健康委对智慧医院的定义和内涵进行了明确，主要包括三大领域，分别是面向医务人员的"智慧医疗"、面向患者的"智慧服务"和面向医院管理的"智慧管理"，出台了对应的评价标准，指导医院进行智慧医院建设（图6-1）。

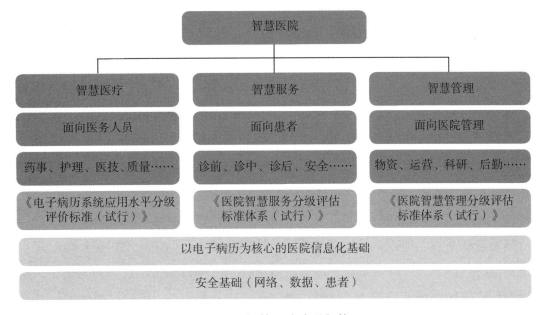

图6-1 智慧医院建设架构

目前来看，智慧医院的基本共识是充分发挥信息技术优势，提高医院智慧化程度。其内涵体现在围绕诊疗、患者、管理三大领域，充分将云计算、大数据、物联网、移动互联网、人工智能、区块链等信息技术应用到医院医疗、教学、科研、管理等全业务场景，实现人、财、物信息的全方位协同和数字化运营，持续提升诊疗质量、患者体验和医院管理效率。

二、智慧医院的建设内容

2021年9月，国家卫生健康委、国家中医药管理局在《关于印发公立医院高质量发展促进行动（2021—2025年）的通知》中提出，将信息化作为医院基本建设的优先领域，建设电子病历、智慧服务、智慧管理"三位一体"的智慧医院信息系统，完美智慧医院分级评估顶层设计，并提出到2025年建成一批发挥示范引领作用的智慧医院。

第一个领域是面向医务人员的"智慧医疗"，围绕诊疗环节建设以电子病历为核心的业务系统，全面提升临床诊疗工作的智慧化程度。以2018年发布的《电子病历系统应用水平分级评价管理办法（试行）》和《电子病历系统应用水平分级评价标准（试行）》为基础，每年发布最新的要求，通过分级来引导医院业务系统的建设，从而提升临床诊疗规范化水平，发挥智能化临床诊疗决策支持功能，推进医疗数据统一管理应用，确保医疗数据安全有效应用，实现诊疗服务全流程闭环覆盖。

第二个领域是面向患者的"智慧服务"，针对患者的实际就医需求，将信息技术与医疗服务深度融合，为患者提供覆盖诊前、诊中、诊后的全流程、个性化、智能化服务。以《医院智慧服务分级评估标准体系（试行）》为指导，通过分级引导医院患者智慧服务体系建设。利用互联网技术不断优化医疗服务流程和服务模式，提供个性化智能导诊、预约诊疗、候诊提醒、诊间结算、院内导航、远程诊疗等便民服务，构建线上线下一体化服务，实现临床诊疗与患者服务的有机衔接，带给患者方便和快捷的就医体验。

第三个领域是面向医院管理的"智慧管理"，以医院精细化管理为主线，建立覆盖业务运行、绩效考核、财务管理、成本核算、后勤能耗等医院整体运营状况的智慧管理系统。以《医院智慧管理分级评估标准体系（试行）》为指导，通过分级引导医院智慧管理体系建设，基于医院大数据中心，实现医院内部信息系统的互联互通、实时监管，为医疗质量控制、医疗技术管理、诊疗行为规范、合理用药评估、服务流程优化、服务效率提升、医疗资源管理等提供大数据支持，为管理者提供客观的决策依据，提升医院现代化管理水平。

第二节　智慧病房的概念及应用

在智慧医院建设背景下，越来越多的住院患者需要方便、快捷地获得医院的各种信息服务。医院以传输控制协议/网际协议（TCP/IP）网络技术和物联网平台为基础，以信息交互平台为核心，构建智慧病房，将繁杂的病房区域数据进行系统整合，通过护士站、走廊、病房等区域的智能终端显示，为医护人员及患者呈现及时、准确的信息，实现消息及时推送、风险数据实时监测，保障医疗安全，提高医护人员工作效率，改善患者就医体验，降低医院管理成本。

一、智慧病房的建设意义

医院可通过"智慧病房"建设，构建病房信息交互平台，以患者为中心建立数据流应用，改善患者住院体验，优化医疗服务流程，形成医生、护士、患者的高效协同纽带，其建设意义如下：

1.提高医护工作效率

智慧病房可实现患者床头、病房门口、走廊、护士站、医生站等多个场景信息的自动更新和实时交互，保障了临床信息的准确性和及时性，减少了烦琐的人工维护工作，全面提升医护工作效率。

2.提升医疗质量

当患者病情发生变化时，各显示终端能够及时更新患者的临床信息，避免了因医生、护士与患者之间沟通不及时造成的信息延误或者错误，最大限度地规避可能发生的医疗风险，保障医疗安全，提升医疗质量。

3.改善患者就医体验

患者及其家属无须走出病房便可与护士实现双向对讲，提升医生、护士与患者三者沟通时效，患者还能通过床旁交互终端随时、全面地获取个人相关医疗信息，获取多种形式的延伸服务，改善了患者的就医体验。

4.重塑医院的品牌形象

智慧病房可改善传统的诊疗服务模式，为患者提供更加优质、舒适、便捷的医疗服务，创建全新的、极具现代化的、先进的、人性化的智慧化医院，重塑医院的品牌形象，树立智慧医院建设的标杆。

二、智慧病房的建设内容

智慧病房除了能为患者提供呼叫、对讲的基础服务，还能提供电子床头卡、健康宣教、输液提醒等多方面的信息服务。智慧病房建设内容包括智能床旁交互系统、护士站智慧看板系统、移动医护系统和智慧病区物联网系统四大模块。

（一）智能床旁交互系统

该系统将床旁交互与数字化呼叫对讲进行有机结合，实现以患者为中心的智能信息交互和数字化病房建设。医护人员无须再做打印床头卡及每日账单等重复性传统工作，可将患者用药明细、费用清单、检查信息、检验信息、医护信息、手术信息、饮食信息、宣教信息等信息推送至患者床前交互屏。患者可在床旁终端上查询住院信息、诊疗信息、检查检验报告、住院缴费信息、住院每日清单等信息，并可选择营养点餐等就医服务。系统可为患者提供全方位的移动医疗服务，帮助医院打造便利、专业的移动医疗服务体系，为患者提供便捷高效的就医服务（图6-2）。

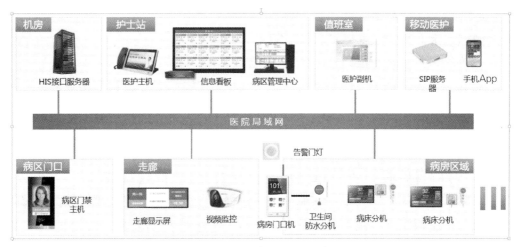

图6-2　智能床旁交互系统结构

每个病房门口配置病区门口屏，具体尺寸根据医院实际情况配置，嵌入式安装，并对应配置四色灯进行呼叫救助提醒，动态显示科室、脱敏患者姓名、对应床号、主治医师信息、责任护士信息等，方便患者家属探访识别，降低因走错而打扰其他患者的概率。病床分机呼叫或卫生间紧急呼叫时，病房门口机、走廊显示屏、医护主机、医护副机都会显示相应的呼叫信息，并提示相关振铃或报号，具有广播功能，可以方便走廊的巡回护士第一时间进行响应。每个病区患者通道部署LED走廊屏，显示病区的呼叫信息、日期、时间、标语提示、科室信息等。每个病区护士站配置医护主机，放置于护士站操作台。每个病区医生办公室配置医护副机，壁挂式安装，具体尺寸根据医院实际情况配置。每个病房卫生间部署卫生间紧急呼叫按钮，嵌入式安装。

（二）护士站智慧看板系统

护士站智慧看板取代传统的护士站白板，支持重点关注、入出转改、医护信息、术检安排、仪器设备、输液监测、病房呼叫信息弹屏提醒等，使护士的任务计划与执行无纸化，提升照护效率与品质，减少护理工作交接时间，提升护士站整体外观形象（图6-3）。

（三）移动医护系统

该系统基于无线网络和智能手持终端，将医护工作延伸至床旁，提升医护工作效率，保障医疗质量，功能包括移动查房和移动护理。

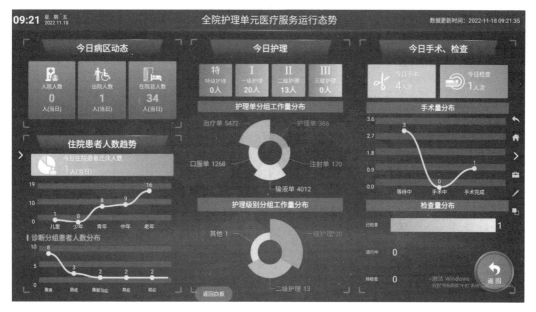

图6-3　护士站智慧看板系统

1. 移动查房

该功能实现医生在查房过程中，调阅患者医嘱信息、病历信息、检验报告、检查报告等，可对患者的关键病情数据进行实时录入，录入方式支持文字、图片、语音等快捷方式，把治疗记录前移到床旁，提高效率，减少医疗差错的发生（图6-4）。

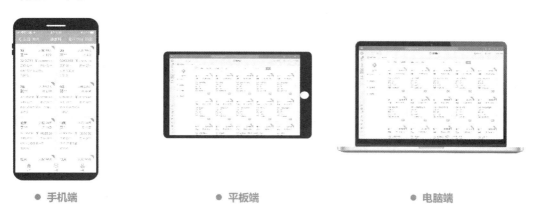

● 手机端　　　　　　　● 平板端　　　　　　　● 电脑端

图6-4　移动医护系统查房

2. 移动护理

该功能将护理人员的工作由护士站前移到患者床旁，提供输液、输血、检查、检验等多个业务闭环，全程跟踪业务执行状态，优化业务流程，最大化降低医疗差错，从而将护理人员的工作时间更多地留给患者，为患者提供更优质的护理服务（图6-5）。

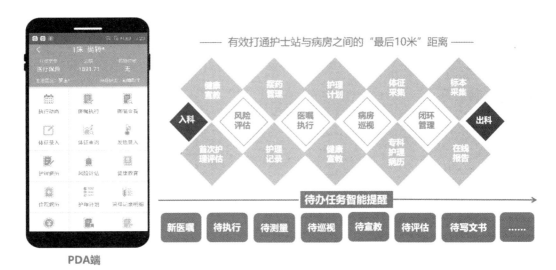

图6-5　移动护理端

（四）智慧病区物联网系统

智慧病区物联网系统可以提供特定场景的物联网应用，通过软件、硬件的相关优化，建立全面的医院物联网平台，应用场景有定位看护、一键救助和智能输液监测等（图6-6）。

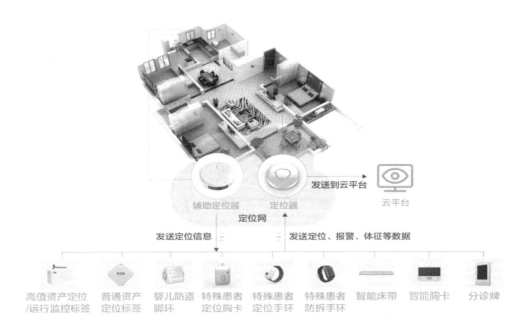

图6-6　智慧病区物联网系统

1. 定位看护

智能胸卡/手环结合物联网定位网，具有智能跌倒检测功能、一键报警功能、室内定位功能、睡眠状态下的生命体征监测功能、电子围栏功能、洗手间滞留报警功能。

通过五维智能感测技术，识别缓慢跌倒等多种意外场景，当发生跌倒/坠床或手动按SOS时，智能胸卡/手环会把报警信号、报警位置通过物联网定位网发送到后台服务器，在护士站监控地图上显示报警状态和位置，及时通知医护人员到现场施救。

智能胸卡/手环定时发送位置信息到物联网定位网，护士站的室内地图上实时显示特殊患者的位置，便于特殊患者轨迹跟踪、人员查找、实时点名。

智能胸卡/手环支持生命体征监测功能，当佩戴智能胸卡的用户仰卧，智能胸卡贴紧胸部的时候，智能胸卡可以监测用户的心律、呼吸。当用户心律或呼吸异常时，系统会发出报警，及时通知医护人员，提高救援效率，减少意外的发生。

2. 一键求助

当患者突发病情而护理人员不在身边时，可以通过智能胸卡上的求救按钮向系统发送求救警报，监控屏幕上及护工可收到报警信息并显示患者实时位置。

3. 智能输液监测

采用LoRa（一种低功耗局域网无线标准）技术，可实现输液监测和一键无线呼叫。系统可自动判别输液器的种类及规格，输液剩余剂量，预估剩余时间，判别堵针、漏针、空瓶、滴停等情况，系统通过物联网络把每个床位的输液状态信息实时传送到护士站、二级护理站及护士手中的PDA上。护士在病区任意区域可以看到每个床位的输液进程，同时系统可通过图文和语音提示护士更换药液，患者也可以一键无线呼叫，随时联系值班护士，极大地减轻了护士和患者在输液监护方面的工作量（图6-7）。

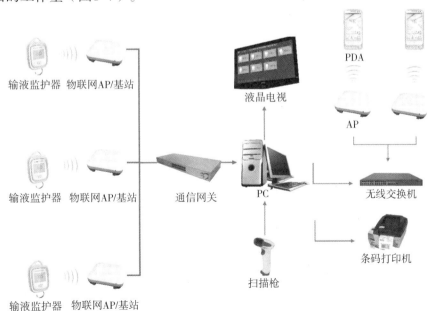

图6-7　智能输液监测系统

（1）智能输液终端：智能输液终端把输液袋重量变化的信息通过LoRa通信基站将数据回传。

（2）无线呼叫终端：无线呼叫终端通过"呼叫"按钮将呼叫信息通过LoRa通信基站进行无线呼叫数据回传。

（3）LoRa通信基站：LoRa通信基站接收智能输液终端的输液袋重量变化的数据，进行智能输液监测，实时计算和展现输液袋余量、滴速等；接收无线呼叫终端回传的数据。LoRa通信基站把接收到的数据上传到医疗物联网应用平台部署的智能输液监测无线呼叫应用模块，进行呼叫的显示和处理。

（4）地图引擎服务器：地图引擎服务器提供室内地图，设定无线呼叫终端的坐标位置，在室内地图上可视化展示无线呼叫的具体位置，方便护士快速了解患者呼叫所处的位置。

第三节　人工智能

人工智能（Artificial Intelligence，AI）是研究、开发用于模拟、延伸和扩展人类智能的理论、方法、技术及应用系统的一门新学科，该领域的研究包括机器人、语言识别、图像识别、自然语言处理和专家系统等。简单理解，人工智能就是模拟人类思考、行动的机器或程序，其概念在1956年的达特茅斯会议上由麻省理工学院的约翰·麦卡锡首次提出。目前，人工智能已经应用于医疗、教育、交通、金融等各个行业，其中在医疗行业的应用尤为迅速。

一、人工智能的发展

1. 人工智能的缘起

1950年，艾伦·图灵在论文中提出图灵测试：如果一台机器能够与人类展开对话而不能被辨别出其机器身份，那么可以判断计算机具有人类智能。图灵测试自诞生以来产生了巨大影响，图灵奖被称为计算机界的"诺贝尔奖"，图灵也被冠以"人工智能之父"的称号。

2. 人工智能首次被提出

1956年，美国汉诺斯小镇达特茅斯学院召开讨论用机器来模仿人类学习以及其他方面的研讨会，大会上科学家们首次提出了"人工智能"一词，因此，1956

年也就成了人工智能元年。

3.人工智能的起步

20世纪70~80年代初，模拟人类专家的知识和经验来解决特定领域问题的专家系统，实现了人工智能从理论研究走向实际应用、从一般推理策略探讨转向运用专门知识的重大突破，专家系统在医疗、化学、地质等领域取得成功，推动人工智能走入应用发展的新高潮。

4.人工智能的快速发展

20世纪80年代中期到90年代，计算机和互联网技术的发展加速了人工智能的创新研究，促使人工智能技术进一步走向实用化。特别是1997年，由IBM开发的超级计算机"深蓝"战胜了当时的国际象棋世界冠军加里·卡斯帕罗夫，这成为人工智能发展的一个重要里程碑。

5.人工智能的爆发式增长

21世纪以来，随着云计算、大数据、物联网、移动互联网等信息技术的发展，以深度神经网络为代表的人工智能技术飞速发展，诸如模式识别、机器学习、智能算法、自然语言处理、知识图谱等人工智能技术实现了实际应用的技术突破，人工智能迎来爆发式增长的新高潮。

二、人工智能的主要功能

1.识别分析

通过模拟数据和事件关联的认知能力，人工智能能够识别文本、图像、表格、视频、语音和推断信息。

2.逻辑推理

人工智能通过精确的数学算法并以自动化方式连接收集到的多个信息，实现基本的逻辑推理。

3.智能学习

人工智能通过自动学习技术实现学习，并能执行各种功能。

4.人机交互

通过自然语言处理（Natural Language Processing，NLP）技术实现人类利用自然语言与机器进行交互。

三、医疗人工智能

据统计，我国的医疗资源仅占世界医疗资源的2%，也就是用全世界2%的医疗资源解决全球1/4人口的看病问题，对于如此严峻的医疗资源短缺难题，人工智能技术将成为一个较好的解决方案。

2017年，国务院印发《新一代人工智能发展规划》，提出了面向2030年我国新一代人工智能发展的指导思想、战略目标、重点任务和保障措施，部署构筑我国人工智能发展的先发优势，加快建设创新型国家和世界科技强国，将发展人工智能上升为国家战略。人工智能是未来国际竞争的焦点和经济发展的新引擎。文件指出要围绕教育、医疗、养老等迫切民生需求，加快人工智能创新应用，为公众提供个性化、多元化、高品质服务。在智能医疗方面推广应用人工智能治疗新模式新手段，建立快速精准的智能医疗体系。探索智慧医院建设，开发人机协同的手术机器人、智能诊疗助手，研发柔性可穿戴、生物兼容的生理监测系统，研发人机协同临床智能诊疗方案，实现智能影像识别、病理分型和智能多学科会诊。基于人工智能开展大规模基因组识别、蛋白组学、代谢组学等研究和新药研发，推进医药监管智能化。加强流行病智能监测和防控。

医疗人工智能是指将人工智能与医疗结合，并在医疗领域应用，其涉及医疗行业的各个环节，包括智能导诊、智能预问诊、智能临床诊疗、智能影像诊断、智能医疗机器人、智能健康管理等，可以解决医疗领域中的就诊、诊断、治疗、健康管理等问题。

1. 智能导诊

通过人工智能为患者提供线上挂号辅助服务，患者输入自己的症状后，人工智能引擎通过语义分析来理解患者病情，采用人机对话方式询问患者症状，模拟医患真实对话交流场景，帮助患者明确自身大致疾病范围、可能性以及需要挂的相应科室，并对患者的导诊结果进行科室推荐，帮助患者准确判断应该挂在哪个科室，降低转诊率，减轻导诊台工作压力，避免大量重复性工作，同时提升医院服务质量。

2. 智能预问诊

智能预问诊是基于医疗人工智能、自然语言处理、医学知识图谱等核心技术，可以提前获知患者病情，辅助医生进行病情分析、风险预估等。在患者挂号后、就诊前，通过模拟医生真实问诊思路，对患者情况进行智能追问，理解患者描述的内容，让医院提前采集患者的病情、既往病史等信息，这样患者在就诊时，医生已通过系统快速了解了患者病情，提高医患沟通的效率，也能进行更精准的问诊，改善患者就诊体验。

3. 智能临床诊疗

临床辅助诊疗是人工智能在医疗领域最重要、最核心的应用场景之一，就是将人工智能应用于疾病诊疗过程中。计算机通过语义分析、知识图谱、深度挖掘、大数据等技术"学习"专家医生的医学专业知识，基于患者的电子病历信息（包括医嘱、病历文书、检验结果、检查报告、手术麻醉等），模拟医生的思维和诊断推理，从而给出可靠诊断和治疗方案，给临床医生诊疗提供帮助，减少漏诊、误诊的发生。

4. 智能影像诊断

目前，在我国医学影像行业，优秀的医学影像专业医生资源缺口大，人工读片时主观性太强，医学影像分析工作烦琐重复，极度消耗精力，误诊率高、效率低。人工智能在医学影像应用主要分为两部分：一是图像识别，应用于感知环节，其主要目的是对影像进行分析，获取一些有意义的信息；二是深度学习，应用于分析环节，通过大量的影像数据和诊断数据，不断对神经元网络进行深度学习训练，促使其掌握诊断能力。医学影像方面的人工智能，可对影像图像进行智能判读，帮助医生进行病灶区域定位。影像医生只需对结果进行复核，既可以减少漏诊、误诊问题，又可以有效提升影像医生的工作效率。当前，智能影像已经应用于肺部疾病诊断、眼底疾病诊断、脑部疾病诊断、神经系统疾病诊断、心血管疾病诊断等。

5. 智能医疗机器人

智能医疗机器人在医疗行业的应用主要在康复、护理、手术等方面，目前实践中的医疗机器人主要有两种：一是能够读取人体神经信号的可穿戴型机器人，也成为"智能外骨骼"；二是能够承担手术或医疗保健功能的机器人，以IBM开发的达·芬奇机器人手术系统为典型代表。

6. 智能健康管理

近些年，基于人工智能技术的可穿戴设备和智能健康终端发展迅速，可持续自动监测到人们的血压、睡眠、心电等生命体征信息，可对身体健康状况进行简单的评估，提供个性化的健康管理方案，及时识别疾病发生的风险并进行健康干预。

四、医疗人工智能的未来发展

未来，通过使用无代码或者低代码技术开发的人工智能产品，能够大大简化程序员的工作量，这样就可以将人工智能技术的使用范围从专业技术人员转移到领域内的专家。对于医疗行业来说，把代码交到医护人员手中，就像使用常用办公工具一样便捷，将给人工智能在医疗行业的应用带来巨大的改变，使其变得更好。

第四节 5G 技术

一、5G 技术的基本概念

第五代移动通信技术（5th Generation Mobile Communication Technology，5G）是具有高速率、低时延和广互联特点的新一代宽带移动通信技术，是实现人机物互联的网络基础设施。

2019年6月，工信部正式向中国电信、中国移动、中国联通、中国广电发放5G商用牌照，我国正式进入5G商用元年。近年来，5G技术在医疗健康领域的应用不断深化，5G赋能健康医疗涌现出更多应用场景。

二、5G 技术基于医疗健康的应用场景

5G技术的广泛应用所带来的一系列变革，将推动整个社会的智慧化进程，这种变革也体现在医疗健康行业上。5G三大应用场景包括增强移动宽带（enhanced Mobile Broadband，eMBB）、低时延高可靠（ultra-Reliable and Low Latency Communications，uRLLC）和低功耗大连接（massive Machine Type Communications，mMTC）。

eMBB，增强移动宽带，具备超大宽带和超高速率，用于连接广域覆盖和热点高容量场景。eMBB医疗场景应用主要是支持患者医学影像、音视频、3D/超高清视频等大容量数据传输和高速率通信，支撑远程医疗、互联网诊疗和智慧医疗的发展。

uRLLC即低时延高可靠，支持单向空口时延最低1毫秒级别、高速移动场景下可靠性99.999%的连接。uRLLC主要应用在医院内的无线监护、远程监测应用、远程手术等低时延应用场景。通信响应速度将降至毫秒级，保证信息传输的安全和低时延，支持自动化药房、移动机器人查房、智能输液、异常监测预警、远程诊疗、远程PACS等前沿技术医疗应用。

mMTC即低功耗大连接，支持连接数密度为106万/km²，实现从消费到生产的

全环节、从人到物全场景覆盖，连接海量主体，满足彼此之间的通信需求，即万物互联。mMTC场景主要集中在医院内。目前医院有上千种医疗器械设备，对于医疗设备的管理监控有迫切需求。5G支持不同类别、不同网络的设备接入，可实现对现有医疗器械的统一管理，同时实现所有设备数据联网。

三、5G+ 医疗健康的落地应用

医疗健康是5G应用的重要领域。5G与大数据、互联网+、人工智能、区块链等前沿技术在医疗健康领域的应用，将对推进深化医药卫生体制改革、加快健康中国建设和推动医疗健康产业发展起到重要的支撑作用。

按照医疗健康服务的特征与场景需求不同，5G在医疗健康中的应用场景可分为远程医疗和院内应用两大场景。得益于5G网络高速率、低时延特点，5G极大解决了远程医疗一直以来的网络局限问题，使远程会诊、远程手术指导、远程示教、远程急救等诸多智慧医疗方案得以实现。同时，5G有助于快速传输海量医学图像数据文件，使得人工智能的快速学习成为可能，并在生命体征监护系统、患者信息登记管理系统等多个院内应用领域发挥了极大的作用。

（一）远程医疗

1. 远程示教

首例5G远程手术示教直播：我国2019年开展了首例5G远程手术示教直播，直播了一台腹腔镜下胃癌根除术。通过运用5G技术，医院手术室外的会场以及远在异地的其他医院的医疗人员一起"零距离"现场观摩了整个手术过程。

2. 远程手术

首例5G远程人体手术：我国于2019年开展了首例基于5G的远程人体手术——帕金森病"脑起搏器"植入手术。借助5G网络实时传送的高清视频画面，一名身在海南医院的神经外科主任医师远程指导北京一家医院的医生开展了脑起搏器植入手术操作。借助中国移动5G网络的保障，本次手术首次实现了海南、北京两地远程手术，解决了4G网络条件下手术视频卡顿、远程控制延迟明显的问题，手术近乎实时操作。

3. 远程诊断

医院可以利用5G网络实现远程诊断和5G远程机器人查房等应用。郑州大学第一附属医院利用 5G 网络实现远程诊断和 5G 远程机器人查房等应用。超声专家在医生端操控 B 超影像系统和力反馈系统，通过 5G 网络，远程控制患者端的机械臂及超声探头，实现远程超声检查，专家通过 4K 摄像头可与患者进行视频交互。通过 5G 网络，远端医生采用操纵杆或者控制软件，控制机器人移动到指定病床，然后调整机器人头部的屏幕和摄像机角度，与患者进行高清视频交互。

4. 远程监护

5G+心脑血管疾病互联网诊疗与康复管理平台的建立，使心血管疾病高风险人群可以通过佩戴健康终端，包括心电、血压、血氧等检测设备，实现居家监测、急救等多重功能。

（二）院内应用

1. 5G+院内检测系统

5G动态体温监护系统由无线电子柔性体温贴、5G传输技术、智慧医疗数据云平台等多项先进技术融合打造，可对病患实施远程体温监控。5G动态体温监护系统的应用可使医护人员无须频繁出入病房，通过智能监测平台就能及时了解每一位患者的体温变化情况。一旦患者的体温超过预设的警戒线，系统将会自动预警，提示医护人员第一时间对患者采取救治措施。

2. 5G+VR探视

利用5G网络、全景摄像头、VR眼镜等技术手段、设备，患者家属可实现远程探视。家属在医院指定场所佩戴VR眼镜，通过具备高速率和低延时传输特性的5G网络回传的实时全景视频，便可实时了解患者在病房内的情况，与患者实时双向互动沟通，实现家属身临患者床边的沉浸式探视。

3. 院内综合平台

打造五大智慧医疗服务：以平安医护为主的智慧保障服务，以无线冷链、环境监控为主的智慧后勤服务，以生命体征监护系统、无线体温监护为主的智慧护理服务，由胸痛中心患者定位、患者防走失、无线输液监控、院内导航、围术期管理组成的智慧患者服务，以及由婴儿防盗、资产定位管理、医疗垃圾管理组成的智慧管理服务。

四、5G+ 医疗健康面临的挑战与发展趋势

5G技术在医疗领域的落脚点在于便利民众、服务人民、提升医护工作效率。5G+医疗健康在运营商新基建的推动下，势必会改变未来医疗生态，但也面临以下几点挑战：

在大数据背景下，患者的个人信息普遍以数据的形式被保存。数据存在泄露风险。

各研发机构、企业、医疗机构之间数据标准化程度不够，制约5G技术在医疗

数据开发、共享、交换等应用中的效率。

5G建设场景多为室外，而医疗场景大多是在室内，这需要运营商根据医院的不同建筑结构、不同科室的功能分区，重新布设5G室内分布系统。

未来，5G技术的成熟应用将对医院、医生、患者，以及整个医疗服务环境和体验带来显著的改变。对于医院，5G技术可以提高医疗服务效率和运营效率，改善医疗服务体验，降低医疗成本。对于医生，5G技术可以辅助医生临床诊疗和开展手术，提升医生技术水平。对于患者，通过5G技术可以实现医疗服务的智能化，改善患者就医体验，提高就医便利性。对于整个医疗行业，5G技术有助于改善传统的医疗服务模式，提高医疗服务水平和服务效率，提升基层医疗技术水平，推动分级诊疗，最终打造智慧化、秩序化、高效的医疗服务生态。

第五节　可穿戴医疗设备

一、可穿戴医疗设备简介

可穿戴医疗设备是指可以直接穿戴于身体上的、便携的，具有体征监测、疾病治疗或给药等医学功能的电子设备。目前上市的可穿戴医疗设备主要有普适性可穿戴医疗设备和专业性可穿戴医疗设备两大类。

（一）普适性可穿戴医疗设备

普适性可穿戴医疗设备是在日常生活常用穿戴物品中融入特定的健康管理功能。普适性可穿戴医疗设备主要包括佩戴在腕部的智能手表、手环，佩戴在腿和脚部的设备，以及佩戴在头部的智能眼镜、头盔、头环等。此类设备感知人体体征的准确性较难达到医用级要求，目前大多数处于研发阶段或作为健康监测产品上市，其数据不能用于医学诊断。

（二）专业性可穿戴医疗设备

根据功能差异，专业性可穿戴医疗设备可以分为两类：一类是监测型可穿戴设备，是将传统医疗器械进行改进，使其向可穿戴、易便携、智能化方向发展，在实现可穿戴的基础上，进一步增加其体征感知、数据记录、数据传输、数据分析及健康干预调控等智能化功能。如在医疗贴片中融入特定的生物传感器（贴片类心电、血糖、体温、呼吸、肌肉运动等监测设备），使其具备检测或监测人体体征信息的功能；将不便携的传统血压计、脉搏血氧仪改进成无线、轻便的可穿戴产品；在传统可穿戴外骨骼、仿生膝关节、矫形器、止痛仪、助听器等产品基础上，增加其感知、传输、干预等智能化功能，增强其适用性等。另一类是治疗型可穿戴医疗设备，如便携式胰岛素注射泵、可预防心脏室性心律失常的可穿戴心脏除颤器、可缓解背部疼痛的可穿戴背部治疗设备、便携式人工心脏等。

二、可穿戴医疗设备用于医疗健康领域的意义

传统临床试验中，医护人员在研究中心使用医疗设备对患者进行生命体征、心电图检查等；而远程智能临床试验中，受试者使用配备智能手机的可穿戴设备即可进行生命体征和心电图等生命体征信号的监测。同时，伴随着人工智能在医疗行业的应用，健康管理服务也取得了突破性的发展，受试者体验和依从性大大提高，特别是专注于运动、心率、睡眠等监测的可穿戴医疗设备发展更加迅速。

在临床试验开始后，受试者可使用可穿戴设备快速检测血压、心电、体脂率等健康指标，设备将采集到的健康数据上传到云端数据库，形成个人健康档案，通过数据分析建立个性化的健康管理方案，这样就可把和受试者的互动和信息采集扩展到患者家里，大大提高了受试者的便利性，从而提高受试者招募的成功率和受试者依从性。同时，通过对用户个人习惯的了解，利用人工智能技术对数据进行处理，评估用户整体状态，提出个性化健康管理方案，并协助健康管理人员帮助用户规划日常健康安排，进行健康干预。

1. 可穿戴医疗设备产品集远程化和智能化于一体，是数字健康的新方向之一

目前可穿戴设备具有多种生理和环境传感器，用于监测心血管、心率、血压、血氧、呼吸频率等身体相关信号，收集到的数据将进行加密并存储于设备内，直至其被同步至数据平台。

2. 可穿戴医疗设备操作性强，节约成本

智能系统应用后，受试者可及性扩大，可提高单个研究中心的辐射区域，从而在整体上减少研究中心的数量，降低研究中心的启动、维护成本；数据的自动采集和分析，降低了研究过程中数据转录、监查、质量控制的工作量，降低人工成本；同时，远程监查节约了监查员的时间与交通成本。

3. 可穿戴医疗设备可居家动态监测

持续地动态监测生命体征对于突发性疾病、持续性疾病具有重要意义。但是研究中心的医疗设备受到客观因素的影响，难以随时随地监测患者脑电、心率等需动态持续监测的健康数据。访视也可以通过多方视频会议来进行，由研究护士/

临床研究协调员发起会话，将研究者和受试者一起连通到远程会议程序中，通过语音和视频来进行面诊和回访相关操作。上门护士或本地医疗提供方，在患者居住地或附近提供必要的接触性操作，如采血、测量生命体征、检查心电图等，从而实现以患者为中心的原则。

三、可穿戴医疗设备在医疗健康领域的应用

（一）健康监测领域

1. 智能穿戴衣

将传统黏性电极变为镀银织物电极，智能穿戴衣解决了导电胶对皮肤的刺激问题，也避免了长期使用后电极极性会减弱的缺陷。研究结果表明，穿上这种衣服后，人们在走平路、上楼梯或是搬运物品的时候，监测的R波平均识别准确率为96.37%。此外，还有人研发了远程心脏监护系统。该系统可采集心电数据并对信号质量进行分析，从而筛查与评估心律失常的情况。

2. 穿戴式呼吸感应体积描记系统

该系统将可穿戴技术与生命信息监测技术融合，并成功应用于睡眠医学研究。ActiGraph活动记录仪通过自动识别佩戴时间和入睡时间，监测并判断睡眠方面的疾病，如睡眠错觉、睡眠中断性失眠，还有生物节律紊乱等。

3. 智能心率手环

通过表冠上的电极式心率传感器、表体背面的光学心率传感器，与手指、手腕形成电信号回路，记录心脏搏动的数据。然后，通过与之配对的监测应用程序，可以查看生成的心电图，从而判断佩戴者是否心脏异常跳动或出现房颤现象。

4. 外贴敷式持续血糖监测设备

持续血糖监测设备（Continuous Glucose Monitoring，CGM），通过皮下传感器24小时持续监测葡萄糖（多为组织液糖）水平，分为传感器、发射器、接收器3个部分。患者可使用辅助装置将传感器植入皮下，组织间液中的葡萄糖与传感器接触，被传感器中的葡萄糖氧化酶氧化，再通过氧化还原反应传递电子至工作电极，生成电信号，电信号转化为葡萄糖指数。相较于传统的血糖监测系统（BGM），该设备在舒适度、安全性、临床效果等方面均有优势。

5. iTBra智能胸罩

该设备是一款专为女性设计的智能可穿戴医疗监测设备，它是基于监测血流变化和温度，记录患者胸部健康状况的内置传感器，通过高血流量来分析肿瘤情

况。通过跟踪500名受试者实验结果，成功率超过88%。

（二）疾病管理领域

1. 便携胰岛素泵

该设备采用人工智能控制的胰岛素输入装置，通过持续皮下输注胰岛素的方式，促使糖尿病患者对自身血糖状况进行24小时有效控制。基于Bio-MEMS（生物微机电系统）技术研发的手腕式胰岛素泵，利用长3.8毫米和直径100微米的微针，模拟人体正常生理性胰岛素分泌形式，智能化控制胰岛素的注射速率与注射量，有效改善血糖控制效果，减少患者血糖波动，用药安全性更高。

2. Discover——药片上的芯片

Discover是一种数字健康反馈系统，将小型监测仪和药片结合起来，两者一起提供用户的药物依从性实时信息。目前，Discover仅用于心力衰竭和高血压患者，后续计划用智能药片监测更多疾病，如精神分裂症和阿尔兹海默症。

3. Embrace Watch

这款可穿戴设备是最先能够预测癫痫发作的医用智能腕带之一，并可以测量心理压力。它通过监测心理压力、睡眠和肢体活动，当穿戴者出现异常状态，如突发抽搐时，它会提醒癫痫患者。Embrace还可以通过Empatica App给家人发送警告。另外，它还可以阻止潜在的癫痫突发，它会在患者压力过高时振动，使患者有机会采取适当行动。

（三）康复领域

1. 外骨骼机器人

该设备基于神经可塑性原理，借助皮肤表面，接收大脑传出的肌肉运动信号，控制并强化肌肉力量，以便协助脑卒中及下肢瘫痪患者的行走。同时，机器人还具有AI个性化学习能力，适配康复患者个体治疗方案，通过"交互力控"程序让压力感知更敏锐，激发患者运动潜能，增强本体感觉，逐步加快患者康复进程。

2. Valedo背部治疗工具

它是一款可穿戴医疗工具，目标患者为长期受下背疼痛和相关并发症困扰的患者。这款智能工具包含一个游戏平台，智能连接模块和一个云平台。游戏平台帮助患者完成特定锻炼，连接模块收集并发送信息到云平台，在云平台上，医生可以获取并分析相关数据。现在，Valedo已被应用于治疗和控制慢性肾功能问题，甚至脊髓损伤。

3. 助力机器人

助力机器人可以跟随大腿一块完成3个自由度的运动，以此3个自由度助力人体踝关节，让患者在较小负重下能下床活动，有利于患者早期康复及功能锻炼。

4. 外骨骼机器衣

外骨骼机器衣不仅能够测量患者运动的角度与范围，而且能够辅助髋关节、踝关节等多个关节运动，还能够将结果实时反馈到移动终端，使医师和患者均能通过移动终端直观地观测到患者下床锻炼的情况，帮助医师指导患者调整锻炼屈伸等角度，有助患者更好、更快恢复健康。

此外，利用VR和可穿戴设备可实现远程康复及康复锻炼，减轻患者就医压力，利于康复的推广实施，便于家庭康复和社区康复，还可减少康复费用。

（四）中医药领域

1. 可穿戴脉诊仪

目前常见的脉诊仪有MX-5型脉象仪、ZM-Ⅱ型脉象仪等。作为中医诊断学重要诊法之一的中医脉诊，是中国传统医学的精髓，可穿戴脉诊仪将中医脉诊理论与信息技术相结合，使脉象数字化，不但可以减小误差，而且体现了中医现代化特点。

2. 中医智能手环

中医智能手环通过采集大量人群的脉诊数据，建立脉诊大数据库，经过统计学与算法研究，提取脉象特征。

3. 中医智能指环

中医智能指环是融合了现代IT技术与指脉搏采集技术而开发研制的中医健康监测产品。它对高血压、冠心病等慢性病有预警作用，对疾病预防具有重大现实意义。

四、可穿戴医疗设备面临的挑战

1. 充电及电池续航力

可穿戴技术面临的最普遍挑战之一是寻求尺寸更小且功能更强大的电池及充电解决方案。电池续航力一直是便携式技术面临的一个难题，由于可穿戴设备追求轻巧、美观，大多数传统电池解决方案并不适用。

2. 足够丰富的软件和服务支持

可穿戴医疗设备大多数在用户关注他们的健康状况时，才会广泛使用，消费者使用这些设备主要是想看看相应的健康结果，然而这些功能和任务无法通过硬件本身来完成，还需要足够的软件和服务支持。

3. 保障用户隐私

可穿戴医疗设备产生的数据大多涉及用户隐私，需要通过加密或者构建准入机制来保障用户的隐私不被泄露。

4. 提高监测数据的准确度

在生活中，相同的动作、同样的心率传感器元件也会因为不同品牌设备的软件算法而差异明显。在病患的监测过程中，监测数据的准确性是影响生命健康的重要因素。

5. 提升医护人员的参与度

目前国内可穿戴医疗设备行业中，很多公司和院所都没有对应的科研团队储备，对医疗领域的技术投入比较少，医生参与研发度低。在某种意义上，这样研发出来的设备并不符合临床。

五、行业发展趋势

1. 医学价值提升，更贴近日常生活

作为新兴产业，可穿戴医疗设备行业在现阶段的很多技术仍处于研究创新阶段，设备功能多以数据采集为主，对数据的处理分析能力较弱。在产业链上游行业的不断进步，研发技术的逐渐积累，医学专家不断的支持，以及应用需求不断增多等因素的助推下，可穿戴医疗设备采集数据的准确性及数据的分析处理能力将会得到提高，产品医学功能逐渐增强，产品属性更加符合医疗使用标准，医学价值也将大幅度提高。

柔性电子技术、集成水平以及人工智能等创新技术的发展，使得产品设计形态愈发柔性化和轻量化，更有利于日常监测和健康管理。产品实时、连续、远程监测性能也将进一步提升，可在正常生活、工作的同时实现动态健康监测，真正将健康管理融入日常生活。

2. 消费级可穿戴设备向医疗级设备持续转型升级

随着居民生活消费水平的提高，以及对自身健康管理意识的增强，用户不再满足于消费级产品的简单功能，而愈发重视可穿戴设备的医疗价值和专业健康管理能力。同时，慢性疾病的日常化管理需求、医疗成本逐渐增加、院内监测结果滞后性、寻医问诊的不便性等问题的加剧，使得疾病监测结果趋向社区化、家庭化，这就要求居家监测设备必须具备医疗价值属性，而不仅仅是只能用作参考的消费电子产品。

设备在功能层面，除了对疾病的监测与筛查预防，也将向疾病诊断、干预与治疗方向拓展。数据处理分析功能将实现跨越突破，通过AI客服和用药提醒实现疾病管理，通过大数据分析精细化服务患者用户，通过远程同步对疾病进行全生命周期管理，使得可穿戴医疗设备真正承担起"家庭医生"的责任。

3. 推动远程医疗的快速发展

可穿戴医疗设备行业的崛起与远程医疗的发展密切相关，可穿戴医疗设备可以作为远程医疗的前端硬件组成之一，打破功能和区域限制，通过云平台将患者、医生无缝对接，将优质医疗资源覆盖更多区域，通过数据监测、采集和传输，实现远程诊断、远程治疗、病患管理、家庭监控和居家康复。

第六节　远程医疗

随着分级诊疗政策的推进，我国远程医疗的内涵建设不断丰富。远程医疗是信息技术在国民大健康体系的有效应用，在国际医疗健康服务范围已经得到了非常广泛的应用和发展。远程医疗服务可以将匮乏的医疗资源进行有机的资源整合，实现基于互联网的优质医疗资源下沉，推进区域医疗资源共享，提高基层医疗机构的专业化程度，降低患者的就医成本。

一、远程医疗内涵

政策是推动远程医疗发展的驱动力，自2014年《关于推进医疗机构远程医疗服务的意见》颁布以来，后续国家层面颁布了多项指导政策（表6-1），支持远程医疗发展。在相关政策中对远程医疗进行了标准定义，即一方医疗机构邀请其他医疗机构，运用通信、计算机及网络技术，为本医疗机构诊疗患者提供技术支持的医疗活动。医疗机构运用信息化技术，向医疗机构以外的患者直接提供的诊疗服务，属于远程医疗服务。远程医疗服务项目包括远程病理诊断、远程医学影像（含影像、超声、核医学、心电图、肌电图、脑电图等）诊断、远程监护、远程会诊、远程门诊、远程病例讨论及省级以上卫生管理部门规定的其他项目。

根据远程医疗中终端通信对象，总体上可以将我国远程医疗分为以下两种模式：第一种是"医—医"模式，即不同医疗机构之间的远程医疗，在同一医联体内基层的医疗机构可以通过专线网络向上级医疗机构有关专家发起线上诊疗服务，比如远程诊断、远程会诊、远程医学影像诊断等；第二种是基于互联网医疗机构直接面向患者提供诊疗服务，即"医—患"模式，即医疗机构通过互联网医院面向患者提供线上问诊、慢性病复诊、远程随访等服务。

表6-1　2014—2021年远程医疗相关政策部分汇总

时间	政策名称	颁布部门
2014年	《关于推进医疗机构远程医疗服务的意见》	国家卫生和计划生育委员会
2014年	《远程医疗信息系统建设技术指南》	国家卫生和计划生育委员会
2015年	《关于同意在宁夏、云南等5省区开展远程医疗政策试点工作的通知》	国家发展和改革委员会、国家卫生和计划生育委员会
2016年	《远程医疗信息系统基本功能规范》（WS/T 529—2016）	国家卫生和计划生育委员会
2018年	《远程医疗服务管理规范（试行）》	国家卫生健康委员会、国家中医药管理局
2020年	《关于加强信息化支撑新型冠状病毒感染的肺炎疫情防控工作的通知》	国家卫生健康委员会
2020年	《关于在疫情防控中做好互联网诊疗咨询服务工作的通知》	国家卫生健康委员会

二、国外远程医疗建设经验

1. 立法助推远程医疗体系建设

美国的远程医疗体系，自20世纪50年代开始建设，取得了相应的成果。远程医疗的服务范围也随之扩大，在更多的应用领域发挥着积极的作用，管理重点也从急重病例逐步扩展到慢性疾病病例。远程医疗法律体系逐步完善，1996年以后，美国联邦政府针对远程医疗先后颁布了《健康保险携带和责任法案》《在医疗行为中正确使用互联网的标准指南》等40余项相关的法案，在制定法案时结合了各州现行的政策要求，同时将文化差异也融入进来，在一定层面上解决了地域差异问题。在相关制度上明确要求了医疗机构要降低患者的再住院率，推进了以降低医疗成本的远程医疗体系的推广建设，明确了医疗工作规范，将医疗保险与远程医疗有效衔接，提高了远程医疗的普及与应用范围。

2. 硬件设施发展为远程医疗落地奠定基础

数字化医疗设备的先进性为美国的远程医疗普及奠定了基础。构建数据中心平台和技术支撑平台，通过数字化信息采集、数据存储、数据分析，在技术层面通过大数据分析实现医疗数据的预警与预判；研发以人工智能技术为基础的新一代医疗设备，如多类型通信接口的心电图机、心电图/脑电图传输设备、病理学显微镜相机、遥控病理学显微镜系统、皮肤科皮肤相机等专用设备；利用遥感技术、远距离监护技术、视频显像技术计算机仿真和信息技术等，实现患者"数字化救治"。

三、对我国远程医疗建设启示

我国人口基数大，总人口突破14亿，并且向老龄化社会发展。在广大的老年群体中，有很多人患有慢性病，需要定期前往医疗机构进行诊疗活动。在社会层面普及建设远程医疗体系，可以大大节省社会医疗资源，将医疗资源用于更重要的公共卫生和应急领域。我国地缘广袤，东南沿海城市经济发达，医疗体系完善，而经济欠发达地区存在医疗资源相对匮乏的情况，通过远程医疗体系，可以借助互联网实现远程诊疗，缓解区域资源不平衡的情况，降低患者由于城市奔波、住宿以及信息不均衡等带来的多方面社会资源的消耗。

对于外国在远程医疗方面积累的经验，我国的远程医疗体系建设工作有很多可以借鉴并且需要依据国情优化的地方。

1.提高远程医疗普及率，建立完善的远程医疗体系

随着我国互联网的高速发展，大数据、人工智能、5G+技术的兴起，远程医疗体系建设进入快车道。国家也先后颁布有关政策推动其发展，如2014年的《国家卫生计生委关于推进医疗机构远程医疗服务的意见》，2015年的《国务院关于积极推进"互联网+"行动的指导意见》，2016年的《国务院办公厅关于促进医药产业健康发展的指导意见》等。这些文件对于规范远程医疗体系建设，提高远程医疗的使用率都起到了至关重要的作用。

2.加快远程医疗新一代硬件设备的研究和发展

远程医疗系统对于数据传输设备、配套的医学检测设备、持续监测设备的数字化程度要求高，由此需研制新一代医疗设备，实现远程医疗体系的实施落地。借鉴国际上先进远程医疗系统的建设经验，其配套设备由分支节点设备向患者终端设备过渡，同时需要对专业的远程医疗设备进行系统化的开发，比如皮肤相机、遥感监护、远程智能手术机器人等专门支持远程医疗的医学设备。通过新一代医疗设备获取患者的实时数据，提高远程医疗的利用价值，实现实时化、轻便化、综合化的发展要求。未来应依托北斗卫星导航系统的定位功能、5G网络、虚拟现实和工业互联网的相关技术和协议获得突破，我国远程医疗设备的更新迭代

也将大大丰富远程医疗服务的应用，并实现经济成本的持续降低，产出更大的社会效益。

3. 建设远程医疗数据平台，通过安全数据传输协议保障数据安全

互联网的发展在带来便捷的同时也带来了数据安全隐患问题。加强互联网医疗信息的安全管理已成为远程医疗系统甚至是整体医疗系统的重中之重。远程医疗服务涵盖的信息面广，数据集成度高，包括患者信息、诊疗数据、检查数据、手术数据等。搭建远程医疗数据平台，通过研发安全的网络传输设备、专用的数据传输协议，来更好地保障患者的数据安全。

第七节　互联网＋

随着信息技术不断发展，以"互联网+行业"的新一轮技术创新席卷了整个中国。"互联网+医疗"改变了医院的服务方式，扩大了其业务范围，提高了监管要求，对构建开放、包容和稳定的医疗健康服务体系具有重要意义。

一、"互联网＋医疗"建设内涵

"互联网+医疗"是以互联网为载体，借助云计算、物联网、大数据等关键技术，与线下医疗服务深度融合的新型医疗健康服务体系。"互联网+医疗"健康服务体系以患者服务为中心，打破了时间和空间的局限，为患者提供更便捷、更及时的医疗服务。它是以实体医院为载体的互联网医院，将诊疗服务前置，患者可以线上享受预约挂号、线上问诊、处方查询、慢性病管理等服务，具有随时随地提供医疗服务，有效分流实体医院门诊压力，提高患者就医及时性的应用价值。在国家层面。自2015年起颁布了一系列有力政策和指导意见（表6-2），全面指导"互联网+"在医疗行业行稳致远。

表6-2　"互联网+医疗"相关政策推动

时间	政策	主要要求
2015年	《国务院关于积极推进"互联网+"行动的指导意见》	充分利用互联网、大数据等手段发展互联网的卫生医疗服务，"互联网+医疗"模式出现萌芽
2016年	《"互联网+人社"2020行动计划》解读	提出建立以互联网为载体的公共服务模式，互联网医疗发展进入探索期

时间	政策	主要要求
2017年	《关于征求互联网诊疗管理办法（试行）（征求意见稿）和关于推进互联网医疗服务发展的意见（征求意见稿）意见的函》	为互联网医疗的发展提供了方向指引
2018年	《关于促进"互联网+医疗健康"发展的意见》	国家对"互联网+医疗健康"高度重视，并提出了一系列的政策措施和方向指引
2019年	《关于完善"互联网+"医疗服务价格和医保支付政策的指导意见》	以科学确定医疗服务项目、价格、医保支付政策为目的
2020年	国家医保局、国家卫生健康委《关于推进新冠肺炎疫情防控期间开展"互联网+"医保服务的指导意见》	将符合条件的"互联网+"医疗服务费用纳入医保支付范围
2020年	《中共中央　国务院关于深化医疗保障制度改革的意见》	明确提出支持"互联网+医疗"等新服务模式发展，创新并完善医保协议管理，建立健全跨区就医协议管理机制，不断提高医疗信息化水平
2020年	卫健委对互联网+医疗工作指示	进一步落实《关于促进"互联网+医疗健康"发展的意见》《互联网诊疗管理办法（试行）》《互联网医院管理办法（试行）》《远程医疗服务管理规范（试行）》等

"互联网+医疗"从业务形式上大致分为三种模式。

1. 互联网医院模式

依托实体医疗机构，多为医疗资源较为雄厚的大型综合医院，依托其在地域的影响力，在服务深度、覆盖范围和服务连续性方面为患者提供更全面的诊疗服务。

2. 汇集优质名医资源的平台服务模式

互联网企业依托自身技术优势搭建互联网线上大健康平台，汇集大型综合医院的优质名医和专家，为患者用户提供广泛的问诊、诊疗、复诊、药品配送等服务，此模式应用范围更广，受众群体更多元化。

3. 医疗机构与第三方平台融合服务模式

多家医疗机构通过多家第三方互联网平台进行线上问诊、线下服务，依靠实体医院提供硬件设备和医疗服务，互联网企业提供服务平台，各自以业务特长共同推进跨层级、跨地域的医疗资源和公共医疗资源的整合。

互联网+医疗模式是医疗服务工作在互联网时代的刚性需求，也是医院信息化在新技术形势下的发展模式。这是一种新的诊疗形式，互联网医院将线下医疗资源通过网络聚合，再通过网络媒介传递给患者，并实现信息上的及时互动。随着技术的不断迭代，互联网+医疗的应用层面会更多元，便捷程度也会大大提升。

二、"互联网＋护理服务"建设内涵

老年群体有慢性病高发的特征，对疾病护理和养老服务的需求较大。同时，对于失能、半失能、空巢老人来说，护理人员上门服务更为重要。互联网＋护理作为互联网+医疗的一个分支，解决了困扰患者的实际问题。2019年，国家卫健委发布《关于开展"互联网＋护理服务"试点工作的通知》，明确"互联网＋护理服务"主要是指医疗机构利用在本机构注册的护士，依托互联网等信息技术，以"线上申请、线下服务"的模式为主，为出院患者或罹患疾病且行动不便的特殊人群提供的护理服务。

1. 国外"互联网+护理服务"现状

从国外相关建设经验来看，美国的"上门护士"已有百年的历史。伴随着互联网兴起，美国在"上门护士"的基础上融入了互联网的元素，形成了产业。根据有关报道，美国"上门护士"服务机构已超过17万个，其中主要分为营利性家庭医护机构和医疗机构企业，服务项目分为专业护理和护工服务，主要人员是注册护士和护工。护士必须通过正规途径获得护理文凭，具有相关工作经验，接受定期培训，主要负责护理专业性操作及相关服务，如静脉注射等给药治疗、术后24小时病情观察等；护工须经过州卫生局培训并获得执照，主要负责陪伴、看护、提醒吃药、进行生命体征监测和生活护理等。

2. 我国"互联网+护理服务"现状

为了更好地健全"互联网+护理服务"的行业规范，保障医疗机构和患者的相关权益，助力实施健康中国战略，2019年国家卫生健康委将北京市、天津市、上海市、江苏省、浙江省、广东省列为试点省市，开展"互联网+护理服务"试点工作，重点为高龄或失能老年人、出院后患者、康复期患者和终末期患者等行动不便的人群提供医疗护理服务。试点地区在完善管理制度、防控执业风险、建立医疗服务价格和医保支付政策等方面进行了有益探索，取得了一定成效。通过一定时间建设经验的积累，国家卫健委在2021年1月将"互联网+护理服务"试点范围扩大至全国，惠及面更广。

3. 护士是"互联网+护理服务"的主体

为了更好开展"互联网+护理服务"建设，应当强化护士对应能力建设，依据上门服务的内容和相关法规制订专项的业务培训计划，如健康教育、康复护理、心理护理、法律法规、纠纷处理、不良事件处理等；应建立完善的培训考核机制，实现定期培训、定期考核，不断提升护理人员的综合素养，全面提升"互联网+护理服务"的业务边界和内涵质量。"互联网+护理服务"建设能够提高患者生活质量，促进其全生命周期健康，为推进健康中国建设奠定坚实基础。

三、"互联网+"是未来智慧医院建设的有力支撑

医疗服务向基层和社区发展是未来我国医疗卫生改革的主要方向之一，利用"互联网+"实现线上线下融合、数据互联互通，可以推动医联体、医共体建设单位紧密合作，提升医疗机构的医疗水平、服务质量和管理水平，是未来智慧医院建设的有力支撑。从长远来看，我国的"互联网+医疗服务"的发展道路还很长，空白的应用场景还需覆盖，业务的一体化程度还需加强，需要不断探索、系统研究、聚焦突破、加强攻关、拓展应用。医疗机构和相关企业应当积极抓住时代机遇，依托政策支持全面推动"互联网+医疗服务"向纵深发展。

第七章

医学大数据

第一节 医学大数据概述

随着我国经济快速发展，信息技术与经济社会的交汇融合引发了数据迅猛增长，数据已成为国家基础性战略资源。大数据产业作为战略性新兴产业，近几年快速崛起，大数据产品和服务广泛普及，逐步发展成为支撑经济社会发展的优势产业。在大数据时代，医院若要健康有序和高质量发展，离不开医学大数据的支撑。

一、医学大数据相关概念

（一）大数据的定义及特征

大数据是指数据量规模大到超出常规数据管理工具的处理能力，无法在合理的时间内进行捕捉、管理和处理的数据集合，具有大容量（volume）、多类型（variety）、高速度（velocity）、高精度（veracity）、高价值（value）的"5V"特性。

（二）医学大数据的定义

医学大数据广义上来说是医疗数据与健康数据的集合，本书仅探讨医疗数据。医疗数据是医疗机构所产生的各类海量数据，主要源于电子病历、医嘱、影像、检验等临床诊疗行为。

（三）医学大数据术语

1. 数据类型

在大数据时代，数据来源和数据类型异常丰富。数据类型一般包括结构化数据、半结构化数据和非结构化数据。

2. 数据仓库

数据仓库通常被定义为一个集成的、面向主题的、反映历史变化的、不易改变的数据集合，便于进行比较和分析，用于支撑管理者的决策过程，仅支持结构化数据。

3. 数据湖

数据湖是一个以原始格式存储数据的存储库，能够存储任意规模和类型（结构化数据、半结构数据和非结构化数据）的各种数据。数据湖不对原始数据进行任何处理，可以满足对原始数据的价值挖掘需求，但数据不分类，不易查找。

4. 数据仓库技术

数据仓库技术是一种数据采集技术，用于将数据从源端经过抽取、清洗转换后加载到目的端（数据仓库），其目的是将企业中的分散、零乱、标准不统一的数据整合到一起，为决策提供分析依据，ETL是商业智能（Business Intelligence，BI）项目的一个重要环节。

5. 商业智能

商业智能（BI）是一种对数据仓库中的数据进行挖掘分析和数据展示的工具。

6. 企业服务总线

企业服务总线（Enterprise Service Bus，ESB）是一种实现系统间集成和互联互通的服务集成技术，也称为消息和服务集成中间件。

7. 数据治理

数据治理是对数据进行处置、格式化和规范化的过程，包含数据清洗、数据标准化和结构化处理、元数据处理、数据质控、数据脱敏与加密处理等。

8. 数据标准

数据标准是数据的命名、定义、结构和取值的规则。

9. 元数据

元数据是关于数据或数据元素的数据（可能包括其数据描述），以及关于数据拥有权、存取路径、访问权和数据易变性的数据。

10. 主数据

主数据是组织中需要跨系统、跨部门进行共享的核心业务实体数据。

二、医学大数据建设的意义

1. 实现临床辅助决策，促进医院临床诊疗智能化

医学大数据建设借助大数据技术，能够分析医院积累的大量临床数据，进而建立某类疾病的分析模型和结果评价模型。医生根据此分析模型和评价模型，能够及时、有效地为患者选择治疗方案，从而能够促进医院临床治疗智能化。

2. 实现精准医疗，促进医药研发

医学大数据建设通过利用大数据技术，能够分析患者个人详细数据和统计学意义上的实用数据，帮助医护人员做到对症下药，制定个性化治疗方案，实现药物靶标发现、新药研发等。

3. 提升医院的管理效率和综合竞争力

医学大数据的应用发展将带来医疗服务模式的深刻变化，它能够改善传统的医院管理模式。各项工作开展基于医学大数据平台，借助云计算技术可及时获取相关信息，进而提高决策的科学性，为数据信息的综合化管理创造良好的环境，能够提升医院的管理效率和综合竞争力。

4. 有利于个人全生命周期的健康服务管理

利用医学大数据将各种健康数据、各种生命体征的指标，集合在每个人的数据库和电子健康档案中，然后再通过可穿戴设备及时监控血压、心率等方面的生命体征指标，及时进行健康提醒。大数据分析应用可推动覆盖全生命周期的预防、治疗、康复和健康管理的一体化健康服务，这是未来健康服务管理的新趋势。

三、医学大数据建设存在的问题

1. 专业人员稀缺

医学大数据建设是一项庞大的工程，具体建设中，许多专业性较强的事务需要大量的技术人才来完成，包括临床医学、计算机科学、生物信息学、统计学、数学等专业方面的人才。当前大部分医院的大数据分析起步较晚，从事数据分析的人员在理论研究和实践经验上尚属欠缺；大部分医院严重缺少医疗信息人才，更缺少高素质的复合型信息技术人才，现有的医护人员暂不具备支撑大数据分析行业所需的高技能，这严重制约了医学大数据建设。

2. 大数据分析工具缺乏

虽然医疗健康活动已产生了大量的健康信息资源，但受数据分析技术限制，

大部分医院对数据的深度挖掘还处于理论研究中。目前，数据库分析软件在快速加载、处理分析和查询数据等方面还有待完善。

3. 数据整合困难

医疗机构所采用的信息管理系统标准不一致，存在众多"信息孤岛"，这给数据共享利用造成了极大的障碍。此外，把海量的医疗数据传入或传出数据存储库还存在网络挑战。医学大数据涉及大量数据集，传统数据管理系统已无法实现高效存储和维护数据。

4. 数据隐私保护

安全和隐私是信息时代所面临的两个关键问题，推动数据应用和共享的同时有效地保护数据和个人隐私是大数据时代的重大挑战。医学大数据的有关信息也涉及个人隐私问题，因此医院必须对个人数据安全给予高度重视。但是部分医院在推进医学大数据建设的过程中，并没有全面认识到建立隐私保护及知识产权、数据信息安全等方面的医学大数据法律与技术保障体系的重要性。因此，医院不仅需要加强对隐私保护立法的认识，为个人医疗信息的保密提供法律保障，还需要在居民健康信息管理过程中明确信息的使用权限。

四、医学大数据建设的对策

1. 加强医学大数据平台建设

为解决医学大数据建设中存在的问题，医院有必要加强医学大数据平台建设。医院要运用新的公共管理理论，发挥政府作为政策制定者的重要作用，以政策扶持和加大投入为主，最大限度地吸引第三方机构参与医学大数据平台的建设。

2. 加强医疗信息化复合型人才队伍建设

高层次医疗信息人才应该具备信息技术专业背景、熟练掌握信息技术专业技能，同时具备卫生管理知识或临床知识，熟悉卫生政策。高层次医疗信息人才应当主要从事卫生信息化的组织、管理、综合分析及利用等工作。

医院要强化医学信息学学科建设和数字化医生培育，着力培育高层次、复合型的研发人才和科研团队，使之对医学大数据建设具有全面认识。医院应聘请专业人士为他们讲解医学大数据建设的过程和需要注意的问题，促进医学大数据人才队伍建设。

第二节 医学大数据的采集和处理

随着国家医改进程的不断深化，医疗卫生行业的信息化建设水平不断提高，加强信息化建设成为医疗卫生行业的重要目标。医院的信息化飞速发展，产生了容量庞大、种类繁多的医疗卫生服务平台数据、居民健康管理数据、公共卫生普查数据、医院信息系统数据、临床医学研究数据等各类数据。只有通过行之有效的数据采集技术和专业化的数据处理技术，才能为医院提供有价值的参考和临床意义。

一、医学大数据的采集

（一）医学大数据的类型

根据国家相关的数据安全法规，医学大数据是国家基础战略性资源。通过对医学大数据的全面采集、有效处理、高效利用，医院可以有效改善患者的就医体验，提升诊疗水平，把握运营策略，通过数据支撑医院高质量发展。医疗机构的数据可以大致分为两种类型：①患者在诊疗过程中产生的数据，比如门急诊记录、住院记录、随访记录等数据；②医疗机构的运营数据，比如患者的治疗费用、医疗保险相关数据信息等。

（二）数据采集面临的问题

1. 数据复杂性问题

由于医疗行业的业务特点，医学大数据具有体量巨大、数据繁杂、敏感信息少、时效性高的特征。同时，多元化的数据来源使医学大数据中大量充斥着非结构化和半结构化的复杂数据。对这些复杂数据的实时采集，是医疗机构可以实现实时统计分析的需求基础，也是实现从数据中获取有效资源的必要条件。因此，如何实现医学大数据的高效采集、挖掘出有用的信息，以满足对复杂类型数据的高效采集需求，是医学大数据应用所需要解决的问题。

2. 数据质量参差不齐

数据采集质量是数据处理与数据应用的基石，医院信息化建设程度越高，对数据的精细化程度要求越高。大量的医疗业务数据为医院提供了运营与科研价值，同时也带来数量级不容忽视的"无效数据"，此类数据普遍存在数据价值低、可利用性弱的特点。因此，医疗卫生行业需要具有先进的大数据采集技术，来解决采集过程中数据复杂性问题，实现低耦合、可复用的医疗数据抽取，完成高效率数据采集，并通过精益的数据处理机制，完成有效的数据治理，最终实现数据的有效应用。

（三）关键采集技术

1. 数据模板化采集技术

通过数据采集模板的业务约束实现数据的规范化采集，提升数据采集的规范化程度，同时也一定程度提升了数据采集效率。

2. 模糊匹配技术

模糊匹配技术是实现数据转换处理的关键性技术，模糊匹配将自动学习策略融合到数据标准编码映射处理过程中去，实现数据标准化处理的自动化。

3. 规范化缓存技术

规范化缓存技术可实现对医疗业务数据的规范化处理，提升数据质量，使数据符合业务归档要求。规范化缓存技术所依赖的业务模板模型的设立是基于医疗业务的标准规范来创建的，该规范包含医疗行业国家标准、医院业务规范，以及数据编码规范和数据存储格式规范。

二、医学大数据的处理

伴随着医疗行业的数字化转型，医院集成平台建设在三级综合医院逐步普及、统一数据中心、实现医院数据统一管理成为主要需求和建设方向。数据中心将医疗机构所有业务系统数据进行集中管理，让大数据处理技术优势得以充分发挥，从应用上方便医务人员进行随时检索参阅，以辅助临床诊断和治疗；同时方便患者随时查看诊疗信息，了解治疗计划和相关服务。

医疗行业大数据来源多样、结构各异、成分不一，医疗数据的处理是一个综合并且复杂的过程。数据处理一般涉及数据采集、数据清洗、数据融合、数据分析、平台构建与运维服务、数据质量控制、数据治理等关键技术环节。

（一）数据采集

医疗行业数据采集是指通过信息化手段和物联网设备，将多来源、多结构化、数量庞大的原始数据进行预处理的一系列操作，是大数据分析与应用的基础，为后续的数据处理提供所需要的数据集。数据采集过程包括采集、传输、整理和数据入库等技术环节。

（二）数据清洗

数据清洗是对数据采集的原始数据进行下一步处理，从数据的准确性、完整性、一致性、唯一性、适时性、有效性等方面对不准确、不完善、不合理或者重复冗余数据进行业务处理，满足数据分析对数据规范和质量的要求。数据清洗通过数据仓库技术抽取、转换、加载ETL引擎进行，也可以通过数据库特性在数据抽取过程中进行。

（三）数据融合

数据融合技术是针对多源异构数据进行检测、抽取、处理、关联、预估和整合等多层次、多角度的数据处理方法，能够对数据的及时性、完整性、精准性、正确性、身份状态等进行评估整合。数据融合根据不同操作级别可以分为：数据级融合、特征级融合、决策级融合等方式。数据融合技术包括统计、信号处理与估计理论等传统的方法以及人工智能等新兴技术。

（四）数据分析

数据分析是对融合生成的数据进行多维度精准分析。其涉及临床诊疗、公共卫生、健康监测、生物组学等数据的挖掘和分析。大数据分析的一般流程主要包括数据采集、数据预处理、专病数据仓库或数据集市构建、数据建模分析、数据可视化、临床医疗应用等。大数据分析技术可以从多源数据中挖掘信息，协助制定临床决策，实现辅助诊断、治疗方案制定、智能监护等一系列基于大数据的精准医疗服务。数据的可视化展示可辅助医疗机构完成运营关键指标的分析展示，使运营决策有据可依。

（五）平台构建与运维服务

为了更好地实现数据一致性管理，医院需要对现有的数据处理技术进行平台化、模块化集成，构建能支撑各类应用的综合功能支撑平台。就目前来看，大数据处理技术尚存在数据采集共享困难、数据处理门槛较高、建模分析技术乱、缺乏有效的运维支撑体系等问题。医院基于大数据处理平台，通过集成数据共享接口、数据交互、分布式数据存储、云计算等技术，可实现医学大数据的数据集成整合、处理以及大数据建模分析与应用。

（六）数据质量控制

数据质量控制是指在数据采集、存储、清洗、分析等数据处理过程中，通过采取相应措施使数据质量得到保证以满足数据分析的要求。在大数据处理过程中，任何环节出现纰漏或错误均可对大数据的分析结果和临床医疗的应用效果造成不同程度的负面影响。对大数据处理过程进行监测，是有效把控数据质量的手段。

（七）数据治理

面向用户的大数据治理技术架构包含五部分功能模块：数据资产管理、数据准备平台、数据服务总线、消息和流数据管理，以及数据监控管理。经过结构化、标准化后的健康医疗数据，根据数据来源、资产关系、利益相关方等属性不同，可划分为基础数据、专病数据和以健康或医疗主题而归集的数据，应对上述数据类型分别进行数据治理，以优化数据治理路径，提高数据治理效率。

第三节　医学大数据的应用和发展

我国大数据产业在数据基础能力方面呈现出数据资源集聚、基础技术创新等特征，数据基础设施建设等部分领域呈现出了先发优势，大数据的标准体系初步建立。在大数据产品和服务体系方面，数据资源、基础硬件、通用软件、行业应用、安全保障等方面的产品和服务不断丰富。

数据驱动发展成为时代主题，海量数据应用已成为各领域实现创新驱动的重要路径，医学大数据产业在国家科技创新战略引导下快速发展，目前以临床辅助决策支持、应用管理决策支持、科研数据库为主，医学大数据的研究方向主要在大数据、精准医学、机器学习、云计算、个性化医疗、数据挖掘、电子健康记录、基因组学、深度学习、肿瘤研究等方面。

大数据作为第四次产业革命的主要技术，深刻影响着社会各领域产业发展形态及服务方式。医疗体系作为保障民生的重要领域，在大数据的融合下亦形成了新型医疗服务体系、经济架构、产业形态，逐步实现创新发展理念。

一、医学大数据的应用

（一）推进健康医学大数据临床和科研应用

（1）依托现有资源建设一批心脑血管、肿瘤、老年病和儿科等临床医学数据示范中心，集成基因组学、蛋白质组学等国家医学大数据资源，构建临床决策支持系统。

（2）加强疑难疾病和慢性病管理等重点方面的研究，强化人口基因信息安全管理，推动精准医疗技术发展。

（3）围绕重大疾病临床用药研制、药物产业化共性关键技术等需求，建立药物副作用预测、创新药物研发数据融合共享机制，建立以基本药物为重点的药品临床综合评价体系。

（4）充分利用优势资源，优化生物医学大数据布局，依托国家临床医学研究中心和协同研究网络，系统加强临床和科研数据资源整合共享，提升医学科研能力及应用效能。

（二）加强健康医学大数据行业治理应用

（1）加强深化医药卫生体制改革评估监测，加强居民健康状况等重要数据精准统计和预测评价，有力支撑健康中国建设规划和决策。

（2）综合运用健康医学大数据资源和信息技术手段，健全医院评价体系，推动深化公立医院改革，完善现代医院管理制度，优化医疗卫生资源布局。加强医疗机构监管，健全对医疗、药品、耗材等收入构成及变化趋势的监测机制，协同医疗服务价格、医保支付、药品招标采购、药品使用等业务信息，助推医疗、医保、医药联动改革。

（3）医学大数据在医疗服务方面的应用包括诊疗方案成本效益分析、临床决策支持、比较效果研究、临床质量分析、合理用药分析、药物不良反应分析、医疗不良事件分析、医疗器械安全性分析与评价、患者行为预测等。

（三）智能健康管理应用

（1）智能健康管理应用包括患病风险预测、自我健康管理、健康评估预警、康复跟踪、健康处方制定、健康异常提醒、远程健康监测设备研发等。

（2）基于移动互联网和高通量生物组学技术产生的海量健康大数据，采用机器学习、生物信息挖掘和人工智能技术进行描述、预测与处方分析，对常见疾病的高风险人群进行大数据识别，实现全生命周期精准健康管理和有效干预。

（四）强化人口健康信息化与大数据风险预警和决策应用

（1）利用现有的健康医学大数据资源，采用先进的信息通信、数据融合及地理空间技术，强化突发公共卫生事件监测预警、紧急医学救援、综合指挥调度能力。

（2）以居民健康档案整合慢性病管理信息，强化动态监测与监管，实现数据交换和信息共享。

（3）加强重症精神疾病患者危险行为预警评估分析，完善传染病监测预警机制，加强流行病学分析、疫情研判和疾病预防控制。

（4）推进妇幼保健与计划生育服务管理资源整合与业务协同，实现妇女、儿童全生命周期医疗保健服务跨区域动态跟踪管理。

（5）构建国家和省、市食品安全风险监测信息系统，实现食源性疾病信息的实时上报，形成网络互联、信息共享的食品安全风险监测数据库。

（五）培育健康医学大数据应用新业态

（1）加强健康医疗海量数据存储清洗、分析挖掘、安全隐私保护等关键技术攻关。积极鼓励社会力量创新发展健康医疗业务，促进健康医疗业务与大数据技术深度融合，加快构建健康医学大数据产业链，不断推进健康医疗与养生、养老、家政等服务业协同发展。

（2）发展居家健康信息服务，规范网上药店和医药物流第三方配送等服务，推动中医药养生、健康养老、健康管理、健康咨询、健康文化、体育健身、健康医疗旅游、健康环境、健康饮食等产业发展。

（六）研制推广数字化健康医疗智能设备

支持研发与健康医疗相关的人工智能技术、生物三维（3D）打印技术、医用机器人、大型医疗设备、健康和康复辅助器械、可穿戴设备以及相关微型传感器件。加快研发成果转化，提高数字医疗设备、物联网设备、智能健康产品、中医功能状态检测与养生保健仪器设备的生产制造水平，促进健康医疗智能装备产业升级。

（七）精准医疗与医药研发

医学大数据在精准医疗与医药研发中的应用主要在基因组学、蛋白质组学、转录组学、结构基因组学、功能基因组学、药物靶标发现、新药研发等方面。

二、医学大数据发展规划

国家相继出台关于促进规范健康医学大数据应用的意见，制定印发一系列全民健康信息化发展规划和安全规划，推动形成以信息化建设为基础，以大数据发展和"互联网+"服务为引领的"一体两翼"发展格局。截至2021年年底，已发布基础、数据、技术、安全隐私和管理等五大类251项标准和56项团体标准，出台全国医院、基层医疗卫生机构、公共卫生机构等3项信息化建设标准规范。

2015年8月，国家出台《促进大数据发展行动纲要》，提出要构建包括电子健康档案、电子病历的健康医疗服务大数据，建设覆盖公共卫生、医疗服务、医疗保障、药品供应、计划生育和综合管理业务的健康医疗管理和服务大数据应用体系，开展健康医学大数据创新应用研究。

2016年6月，《关于促进和规范健康医学大数据应用发展的指导意见》从夯实应用基础、全面深化应用、规范和推动"互联网+健康医疗"服务、加强保障体系建设等四个方面部署了14项重点任务和重大工程。

2018年3月，我国出台数据管理领域首个国家标准《数据管理能力成熟度评估模型》（GB/T 36073—2018）。该标准适用于信息系统的建设单位、应用单位等进行数据管理时的规划、设计和评估，也可以作为针对信息系统建设状况的指导、监督和检查的依据。

2018年7月，《国家健康医疗大数据标准、安全和服务管理办法（试行）》进一步明确了各级卫生健康行政部门、各级各类医疗卫生机构、相关应用单位及个人在健康医疗大数据标准管理、安全管理、服务管理中的责任、权利、利益，对于统筹标准管理、落实安全责任、规范数据服务管理具有重要意义。

2021年11月，《"十四五"大数据产业发展规划》提出，加快建设行业大数据平台，提升数据开发利用水平；在医疗大数据开发利用方面要求：完善电子健康档案和病历、电子处方等数据库，加快医疗卫生机构数据共享。推广远程医疗，推进医学影像辅助判读、临床辅助诊断等应用。提升对医疗机构和医疗行为的监管能力，助推医疗、医保、医药联动改革。

（一）数据治理能力提升行动

国家在《"十四五"大数据产业发展规划》中提出，加强数据"高质量"治理。围绕数据全生命周期，通过质量监控、诊断评估、清洗修复、数据维护等方式，提高数据质量，确保数据可用、好用。完善数据管理能力评估体系，实施数据安全管理认证制度，推动《数据管理能力成熟度评估模型》（GB/T 36073—2018）（Data Management Capability Maturity Assessment Model，DCMM）、数据安全管理等国家标准贯标，持续提升企事业单位数据管理水平。强化数据分类分级管理，推动数据资源规划，打造分类科学、分级准确、管理有序的数据治理体系，促进数据真实可信。数据治理能力提升行动包括以下两项内容。

1. 提升企业数据管理能力

引导企业开展 DCMM 国家标准贯标，面向制造、能源、金融等重点领域征集数据管理优秀案例，做好宣传推广。鼓励有条件的地方出台政策措施，在资金补贴、人员培训、贯标试点等方面加大资金支持。

2. 构建行业数据治理体系

鼓励开展数据治理相关技术、理论、工具及标准研究，构建涵盖规划、实施、评价、改进的数据治理体系，增强企业数据治理意识。培育数据治理咨询和解决方案服务能力，提升行业数据治理水平。

（二）重点标准研制及应用推广行动

国家在《"十四五"大数据产业发展规划》中提出，要强化标准引领。协同推进国家标准、行业标准和团体标准，加快技术研发、产品服务、数据治理、交易流通、行业应用等关键标准的修订。建立大数据领域国家级标准验证检验检测点，选择重点行业、领域、地区开展标准试验验证和试点示范，健全大数据标准符合性评测体系，加快标准应用推广。加强国内外大数据标准化组织间的交流合作，鼓励企业、高校、科研院所、行业组织等积极参与大数据国际标准制定。重点标准研制及应用推广行动包括以下三项内容。

1. 加快重点标准研制

围绕大数据产业发展需求，加快数据开放接口与交互、数据资源规划、数据治理、数据资产评估、数据服务、数字化转型、数据安全等基础通用标准以及工业大数据等重点应用领域相关国家标准、行业标准研制。

2. 加强标准符合性评测体系建设

加大对大数据系统、数据管理、数据开放共享等重点国家标准的推广宣传。推动培育涵盖数据产品评测、数据资源规划、数据治理实施、数据资产评估、数据服务能力等的标准符合性评测体系。

3. 加速国际标准化进程

鼓励国内专家积极参与 ISO、IEC、ITU 等国际标准化组织工作，加快推进国际标准提案。加强国际标准适用性分析，鼓励开展优秀国际标准采标。支持相关单位参与国际标准化工作并承担相关职务，承办国际标准化活动，提升国际贡献率。

第四节　医学大数据的安全

随着各领域高质量发展向纵深推进，全国卫生健康领域迎来重要机遇期，信息化发挥着关键的支撑作用，在此过程中产生的医学大数据不仅是重要的生产要素，更是国家基础性战略资源，因此网络安全、个人隐私泄露、数据安全等方面的问题应引起重视。

一、影响医学大数据安全的因素

1. 数据管控

虽然医疗组织正在逐渐增强数据安全意识，但关于医学数据管控尚未建立统一管理机制，制度的完善相对滞后。

2. 外部攻击

医学数据价值高，很容易引发来自互联网的攻击。如果无法及时修复漏洞，就会为外部攻击提供途径，因此要采取有效措施应对外部攻击风险。

3. 数据交换

为了规避数据交换风险，需要建立科学的对外数据交换标准，提高数据安全要求。同时，强化对患者敏感数据的脱敏处理能力。

4. 数据泄露

内部人员的权限管控制度如果不完善，非权限人员便可随意访问患者隐私信息，数据泄露风险就很大，加之内部人员监管手段不足，引发取证难等更多问题。

二、医学大数据安全保障体系建设

（一）加强医疗数据管理

对现有医疗核心系统，如医院的HIS、LIS、PACS，以及各级卫生健康委的区域卫生工作平台、社区卫生公共服务平台等系统的数据库资产和数据资产进行全方位梳理，及时发现包含患者隐私信息的数据库用户分布及权限详情，深度挖掘已经停止维护和更新的软件、操作系统、应用程序库以及患者敏感数据的分布（包括患者的姓名、联系方式、身份证号等）；对包含患者敏感数据的表、模式、库进行敏感度评分，并进一步对医疗数据进行分类分级；对医疗核心数据资产进行周期性动态分析，实时动态掌握数据资产变化及使用趋势，做到对医疗数据的风险预估和异常评测。

（二）加强数据库安全防护

1. 综合评估数据库"弱点"

建议通过专业度及成熟度较高的数据库"弱点"评估技术，对现有医疗核心数据库的运行状态进行周期性监控和综合风险评估，评估范围覆盖医疗数据库管理系统（Database Management System，DBMS）漏洞、管理员维护漏洞、程序代码漏洞和高危敏感医疗数据检测四个方面；充分暴露并证明数据库自身的安全漏洞、弱配置项、缺省配置项、弱口令、缺省口令、易受攻击代码、程序后门、权限宽泛等安全风险，继而根据修复建议，有针对性地对数据库进行安全加固。

2. 让攻击"进不来"

医疗行业的业务系统环境复杂，普通三级医院便可具备100套以上的医疗系统，数据库为这些医疗系统开放了繁杂的接口，而医院因考虑到业务稳定性，无法及时更新或不能更新数据库补丁，因此需要在各类医疗系统的数据库外围创建一个安全防护层，即虚拟补丁，并通过虚拟补丁对通用漏洞披露（Common Vulnerabilities & Exposures，CVE）上已公开的数据库漏洞进行全方位攻击特征拦截。漏洞分类涵盖缓冲区溢出、权限提升、拒绝服务攻击等，从而实现在数据库不打补丁的情况下也能完成数据库漏洞防护的目的。

3. 让数据"拿不走"

为了防止未经授权的访问或内部高权限用户整体拖库，需对数据库中存储的敏感数据进行加密。通过多级权限控制体系，按角色、IP地址、时间范围对密文进行访问控制，并通过对应用程序或系统进行摘要值和链接随机种子的判定，保证应用身份标识不可伪造，合法链接不可重放，实现医疗数据被盗后无法查看明文的目的。

4. 事后追溯

（1）对医生、护士、HIS的维护人员、数据库管理员（Database Administrator，DBA）、外包服务人员等人员的数据库操作行为进行全量记录，记录信息需包含应用信息、客户端信息、访问工具、操作行为、执行对象、响应时长、应答结果、影响范畴等二十多类元素。

（2）对于外部发起的数据库漏洞攻击、恶意结构化查询语言（Structured Query Language，SQL）注入行为、非法业务登录、高危SQL操作和批量医疗数据下载，及时发现并告警。

（三）加强第三方数据交换管理

对于各类医疗系统的开发测试人员以及医疗数据分析人员或第三方医疗疾病大数据分析公司需要使用数据的情况，建议通过专业技术对敏感数据进行自动识别和统一管理，针对共享数据中包含的患者个人隐私数据，采用脱敏算法将敏感数据转化为虚构数据，隐藏真正的患者敏感信息，防止各机构内部对隐私数据的滥用。

对于医院上报给第三方医疗机构，如卫生健康委、疾控中心等的医疗数据，其中若包含患者隐私信息或其他敏感处方信息，建议对数据行为进行流程化管理，对医疗数据外发行为进行事前数据发现梳理、申请审批、事中添加数据标记、自动生成水印、外发行为审计、数据源追溯等，避免内部人员外发数据泄露而无法进行追溯。

（四）加强数据访问管理

对于医生、护士、医院外包服务人员、院方内部运维人员、医疗数据分析人员、医院各类系统的研发和测试团队需要访问数据的情况，建议在不影响其正常工作的前提下，通过相关技术准确识别敏感数据访问行为，采用多级权限管控手段，针对其访问过程中接触的用户隐私信息及其他敏感信息，在数据库通信协议层面，通过SQL代理技术实现完全透明的、实时的动态遮蔽；根据不同业务用户身份、不同业务功能模块进行遮蔽配置，以适应复杂环境下的敏感数据使用需求。

通过"用户+操作+对象+时间"的控制策略，防止大规模医疗数据泄露或被篡改，防止批量数据查询和下载，以及敏感表非法访问。对于内部高权限用户的高危操作，针对应用系统初始建模和高危SQL语句定义，捕获所有应用访问SQL语句，形成语法抽象，用户根据风险确定拦截名单，一旦触发拦截名单则对其进行拦截；如果特殊场景下必须执行高危命令，则需要进行申请，审批通过后方可执行。

参考文献

［1］王玉坦，陈燕茹，苏文丽，等．我国医院护理信息系统相关研究的文献计量学分析［J］．中华护理教育，2022，19（1）：64-69．

［2］夏丽霞，顾则娟，林征，等．基于集成综合评价的智能护理决策支持系统的设计研究［J］．护理研究，2021，35（6）：961-968．

［3］徐亦虹，丁珊妮，刘晓娜，等．护理决策支持系统的局限性及对策［J］．中华护理杂志，2020，55（3）：405-409．

［4］国家卫生健康委员会．关于印发电子病历系统应用水平分级评价管理办法（试行）及评价标准（试行）的通知：国卫办医函〔2018〕1079号［EB/OL］．（2018-12-07）［2022-11-16］．http://www.nhc.gov.cn/yzygj/s7659/201812/3cae6834a65d48e9bfd783f3c7d54745.shtml．

［5］国家卫生健康委员会医政司，国家中医药管理局．关于印发公立医院高质量发展促进行动（2021-2025年）的通知：国卫医发〔2021〕27号［EB/OL］．（2021-10-14）［2022-11-17］．http://www.nhc.gov.cn/yzygj/s3594q/202110/9eed14e125b74f67b927eca2bc354934.shtml．

［6］国家卫生健康委员会医政司．关于进一步推进以电子病历为核心的医疗机构信息化建设工作的通知：国卫办医发〔2018〕20号［EB/OL］．（2018-08-28）［2022-12-10］．http://www.nhc.gov.cn/yzygj/s7659/201808/a924c197326440cdaaa0e563f5b111c2.shtml．

［7］翟越，虞正红，王颖，等．护理临床决策支持系统疼痛专项模块的构建及应用［J］．护理学杂志，2022，37（9）：1-5．

［8］赵永信，顾莺，张晓波，等．临床决策支持系统在护理领域中的应用研究进展［J］．中国实用护理杂志，2019，35（11）：877-881．

［9］沈鑫，杨江存，徐翠香，等．基于人工智能的输血决策支持系统构建和实施［J］．中国卫生信息管理杂志，2021，18（4）：455-459．

［10］LYERLA F，LEROUGE C，COOKE D A，et al. A nursing clinical decision support system and potential predictors of head-of-bed position for patients receiving mechanical ventilation［J］. American Journal of Critical Care，2010，19（1）：39–47.

［11］周勤学，蔡建利，韩慧，等. 压力性损伤护理评估智能决策系统的研发与应用［J］. 护理报，2022，29（2）：11–16.

［12］袁静萍，阎红琳，曾智，等. 信息化建设在病理科管理中的重要作用［J］. 临床与实验病理学杂志，2021，37（4）：483–485.

［13］蒋艳，陈忠兰，王聪，等. 护理证据转化中的问题与对策［J］. 中华护理教育，2021，18（10）：879–883.

［14］丁迷，邱业银，覃毅暖，等. 问题提示清单在临床护理应用中的研究进展［J］. 保健医学研究与实践，2021，18（5）：166–169.

［15］倪爱玲，李倩，徐宇红. 全结构化电子护理记录单的开发与临床应用评价［J］. 护理学杂志，2022，37（1）：49–52.

［16］张山，吴瑛，崔薇. 临床护理决策支持系统在临床应用的影响因素研究进展［J］. 中国护理管理，2022，22（4）：591–594.

［17］张倩倩，钟立婷，马娴，等. 基于护理电子病历的临床决策支持系统的设计与应用［J］. 中国研究型医院，2021，8（4）：7–10.

［18］万文锦，袁慧，王荣，等. 智能多终端护理质控系统的开发与应用［J］. 中国护理管理，2021，21（12）：1861–1864.

［19］陈桂芬，陈婧婧，吴巧珍. 呼吸内科电子护理文书质控管理平台的构建与实践［J］. 中医药管理杂志，2021，29（1）：72–73.

［20］中国医院协会. 中国医院质量安全管理 第4–13部分：医疗管理 住院患者健康教育（T/CHAS 10-4-13—2020）［S/OL］.［2023–07–26］.https：//www.ttbz.org.cn/Pdfs/Index/?ftype=st & pms=44248.

［21］张营，王晓萍，田丽. 智慧化护理信息平台的建设与应用［J］.医疗装备，2021，34（23）：154–156.

［22］王革，张琴. 护理信息系统研究热点和新兴趋势的可视化研究［J］. 重庆医学，2021，50（8）：1414–1419.

［23］张科红. 医院智慧护理发展趋势与应对［J］. 现代医院管理，2020，18（6）：87–88+93.

［24］李昕华，陆瑶，孙玉娇，等. 基于临床决策支持系统智能护理交班系统的研发与应用［J］.解放军护理杂志，2020，37（11）：34–38.

［25］周元，王荣，林征，等. 基于临床决策支持系统的一体化交接班模块的设计与实现［J］.护理研究，2021，35（5）：796–801.

［26］王雨，江智霞，张芳，等. 护理人力资源配置系统RAFAELA国外研究现状与进展
［J］. 中国实用护理杂志，2021，37（21）：1671-1675.

［27］张迪. 浅谈护理人力资源管理系统建设策略［J］. 软件，2021，42（1）：147-149.

［28］谢萍，孙秀云. 机动护士信息化管理在优化护理人力资源管理中的应用效果［J］.
护理研究，2020，34（3）：514-516.

［29］许斐，宋晓洪，陈德刚. 护理管理系统建设新趋势探讨［J］. 现代信息科技，2020，4
（9）：104-106.

［30］陈莹莹. 护理质量指标构建在信息化护理管理系统中的应用［J］. 电脑编程技巧与
维护，2021（8）：78-80.

［31］郑蕾，徐颖，王芳，等. 护理信息学在护理质量管理中的实践［J］. 解放军医院管
理杂志，2020，27（5）：467-470.

［32］李丹. 护理质量敏感指标体系在中医院病房护理质量持续改进中的作用［J］. 中医
药管理杂志，2022，30（11）：193-195.

［33］许艳萍，严建浩，彭怀银，等. 基于移动护理下全院护理质量指标监控系统的探索
研究［J］. 智慧健康，2022，8（14）：167-169+173.

［34］严梦倩. 护理质量敏感指标在提升综合性中医院病房管理水平中的作用［J］. 中医
药管理杂志，2022，30（6）：168-169.

［35］徐鸿，周春湘，何云霞. 护理质量敏感指标自动采集方案的构建与实施［J］. 中国
数字医学，2021，16（7）：62-66.

［36］何云霞，李爱萍，印锦，等. 护理敏感质量指标信息化系统的构建和应用［J］. 全
科护理，2021，19（24）：3411-3414.

［37］张海燕，李慧敏，王岚. 护理质量敏感指标监测在护理质量管理中的应用［J］. 昆
明医科大学学报，2020，41（6）：174-177.

［38］张敏，李萨珏，张桂沙，等. 基于多维管理工具的医疗质量安全不良事件管理体系
构建［J］. 中国医院管理，2022，42（4）：53-56.

［39］刘昊，徐骅，张海莹，等. 安全风险（不良）事件管理与预警工具构建研究［J］.
中国医院院长，2022，18（15）：70-73.

［40］宓林晖，袁骏毅. 医院不良事件管理中智慧讯息平台的应用［J］. 微型电脑应
用，2022，38（9）：23-25+33.

［41］秦丽丽，严婷，徐宇红，等. 基于医院信息系统的结构化护理安全（不良）事件管
理系统的研发及应用［J］. 解放军护理杂志，2020，37（8）：83-86.

［42］王丹，程铜斐，戴晓珺，等. 中医护理技术操作不良事件的原因分析与管理对策

　　　　〔J〕.中医药管理杂志，2022，30（6）：78–79.

〔43〕万琼. 中医护理技术操作的安全管理及不良事件分析〔J〕.当代护士：中旬刊，2020，6
　　　　（4）：1006–6411.

〔44〕杨练，冯海洋，许苑晶. 3D打印医疗应用及中心建设现状〔J〕.中国组织工程研
　　　　究，2023，27（13）：2110–2115.

〔45〕陈卫平，陈敏亚，陆靓亮. 物联网技术在智慧医院建设中的应用〔J〕. 中国卫生信
　　　　息管理杂志，2020，17（6）：710–714+774.

〔46〕YUK H，LU B Y，LIN S，et al. 3D printing of conducting polymers〔J〕. Nature
　　　　Communications，2020，11（1）：1604.

〔47〕吴欣娟. 我国"互联网+护理服务"跨时代发展现状及思考〔J〕.护理管理杂志，
　　　　2020，20（5）：305–308.

〔48〕ROBER N. How artificial intelligence is changing nursing〔J〕. Nursing Management，2019，50
　　　　（9）：30–39.

〔49〕周彬，梁钰琪，巩玉秀. 我国消毒供应中心发展历程及展望〔J〕.中国护理管
　　　　理，2021，21（10）：1441–1445.

〔50〕胡斌春. 护士在"互联网+护理服务"领域发挥的重要作用〔J〕.中国护理管
　　　　理，2021，21（5）：652–655.